JN494235

알기쉬운 표면해부학

The A to Z of Surface Anatomy

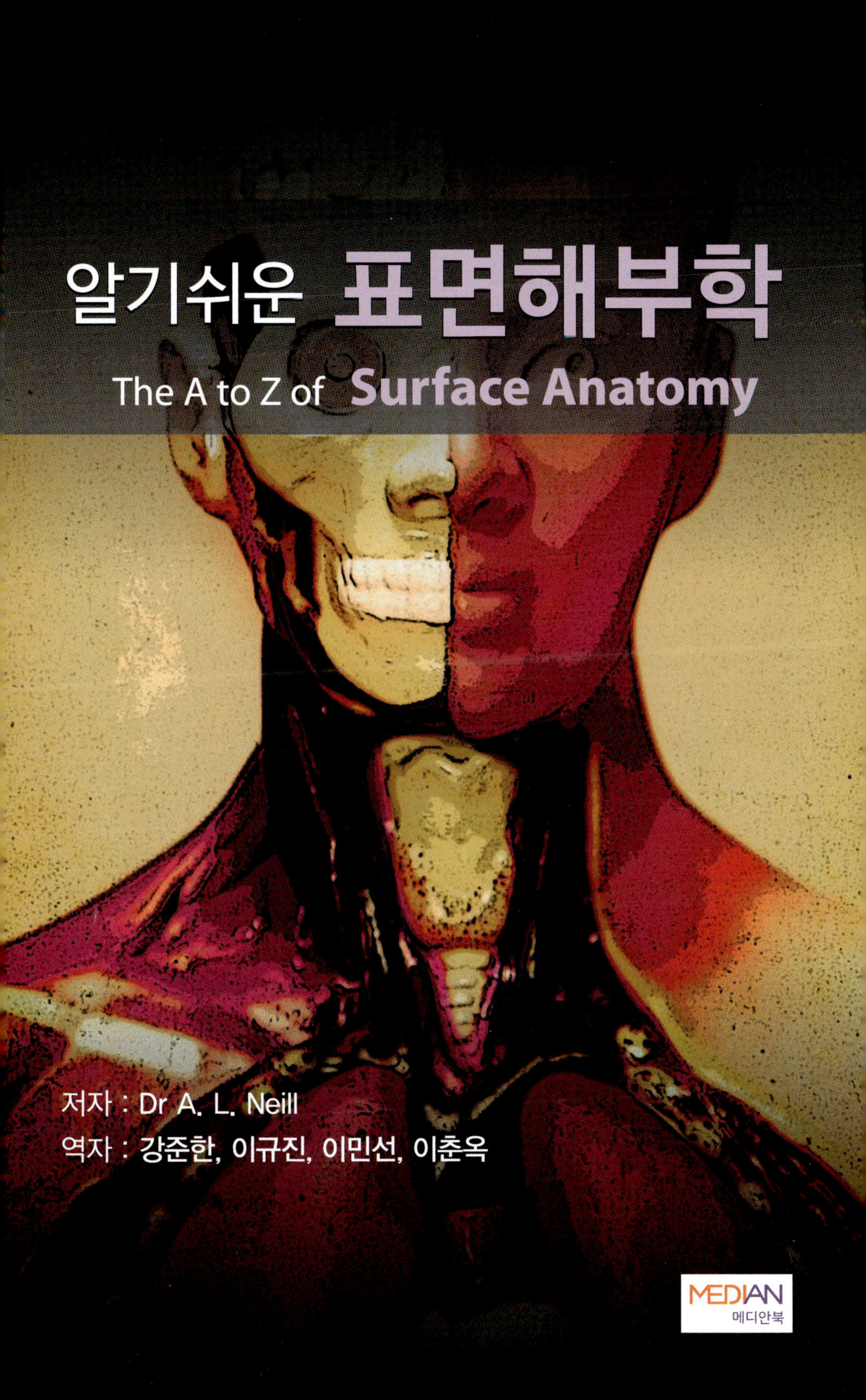

저자 : Dr A. L. Neill

역자 : 강준한, 이규진, 이민선, 이춘옥

MEDIAN
메디안북

The Original English language work has been published by:
Anatomy Update Sydney; New South Waltes, Australia
Copyright© 2017 by A. L. Neill. All rights reserved.

알기쉬운 **표면해부학**

The A to Z of **Surface Anatomy**

2020년 9월 1일 1판 1쇄 인쇄
2020년 9월 10일 1판 1쇄 발행

저 자 | Dr A. L. Neill
역 자 | 강준한(DC), 이규진(MD), 이민선(DC), 이춘옥(MD, OMD)
발행인 | 김용덕
발행처 | 메디안 북
편 집 | 최수정
등 록 | 제 25100-2010-51호
주 소 | 서울특별시 마포구 마포대로 63-8, 818호(도화동 삼창프라자 빌딩)
전 화 | 02-732-4981
팩 스 | 02-711-4981
홈페이지 | www.mcbooks.co.kr

ISBN | 979-11-90450-22-5 93510
가 격 | 35,000원

이 책의 한국어판 저작권은 에이전시 원을 통해 저작권자와의 독점 계약으로 메디안북에 있습니다.
저작권법에 의해 한국 내에서 보호를 받는 저작물이므로 본서의 내용 일부
혹은 전부를 도서출판 메디안북의 동의 없이 무단으로 복제하는 것을 금합니다.

※ 낙장이나 파본된 책은 교환해 드립니다.

이 도서의 국립중앙도서관 출판예정도서목록(CIP)은 서지정보유통지원시스템 홈페이지(http://seoji.nl.go.kr)와 국가자료종합목록 구축시스템(http://kolis-net.nl.go.kr)에서 이용하실 수 있습니다.
(CIP제어번호 : CIP2020036520)

알기쉬운 표면해부학

The A to Z of Surface Anatomy

저자 : Dr A. L. Neill

역자 : 강준한(DC), 이규진(MD)
이민선(DC), 이춘옥(MD, OMD)

소개

이 책은 피부 아래에 있는 구조를 설명하고 있으며, 그것은 대부분의 골격근의 표면 마킹에 대한 인식을 포함하므로 골격근의 A~Z는 물론 머리카락, 손톱 및 피부의 A~Z와도 잘 연결되어 있다. 이 모든 A~Z는 상호 참조되고 함께 인체의 구조적 요소를 포함하는 포괄적인 참고서 세트를 형성하고 있다. 최근에 병리학과 해부학은 인체의 조직체를 뼈와 관절의 문제점들을 분석한 "뼈와 관절 기능부전의 A~Z"라는 책에 의해 해결되어 왔었는데, 이는 "A~Z의 뼈, 관절, 인대 그리고 등(back)"의 지식을 한층 더 확장시킨 것이다. 또 다른 A~Z를 위한 "...의 A~Z 기능부전"을 동반자로서 확장해 나갈 것을 계획하고 있다. A~Z까지 보고 싶은 구조나 주제가 있는 경우 알려주길 바라며, 또한 어떠한 의견이든 개진해 줄 것을 부탁한다. anatomy.update@gmail.comA에서 Z까지 및 추가 자료는 다음 사이트 http://www.aspenpharma.com.au/atlas/student.htm www.amandasatoz.com에서 볼 수 있다.

감사의 글이 귀중한 프로젝트의 지원에 대해 Aspenpharmacare Australia에 감사를 드리는데, 특히 Greg Lan 및 Rob Koster에 대해 감사를 드린다. 이 프로젝트를 위해 조급한 시간을 보내고 있을 때 도움을 주신 모든 분들께 감사를 드리며, 또한 의견을 보내 주신 모든 분들께도 감사드린다. Richard, Peter, Robbie, Jody, Quentin 및 다른 모든 분들께 감사를 드린다.이 책의 헌납이 책을 읽고 사용하고 도움이 되는 모든 사람들에게 바친다.

이 책의 사용법에서 알파벳순으로 구조를 나열하는 원칙은 유지되는 반면, A~Z의 구조는 각각의 새로운 책과 함께 성장하고 발전할 것이다. 기본 해부학 개념은 이 책의 시작 부분에 있으며, 신체의 측정과 비율. 공통 용어 섹션의 역할은 확대, 설명 및 색상으로 구분되어 있다. 이 책에서 이미지는 볼 수 있는지의 여부에 따라 알파벳순으로 표시되어 있는데, 즉, 심장은 볼 수 없어 가슴에 투영으로 표시되지만, 그러나 손목의 힘줄은 시각화를 하였다. 모든 항목은 일반적인 방식으로 상호 참조되는데, 즉, 해당 제목 아래에 나열된 추가 이미지를 참조하면 된다. 감사합니다.

A.L. Neill
BSc MSc MBBS PhD FACBS

역자의 글

인체 해부학에 관한 교재로는 그 수를 헤아릴 수 없이 많은 책이 출간되어 있다. 하지만 그 많은 책들도 공부를 하다보면 내용은 말할 것도 없거니와 구조나 형태 및 짜임새 모두가 한결같다. 그러나 이 책은 비록 간단한 형태의 포켓북 형태를 갖추고 있지만 인체 해부학적인 설명을 빠짐없이 충분히 잘 다루고 있다. 또한 이 책에서만 찾아 볼 수 있는 특성은 기존 출간된 인체 해부학의 부위별로 기술되어 있는 구조와는 달리 나열 방식이 해부학 용어의 알파벳순으로 기술되어 있다는 점이다.

이는 우리가 해부학의 어떤 특정 용어나 내용을 확인해 보고자 할 때 다른 기존의 책에서는 인덱스(INDEX)를 통해 그 내용을 확인해 볼 수 있는데, 이 책은 교재 내용의 배열 자체가 인덱스 형태를 띤 알파벳순으로 해부학의 용어를 A에서부터 Z까지 구분하여 나열하여 그 해당 구조를 그림과 함께 설명하고 있기 때문에 접근 자체가 간단명료하며 이해가 용이하도록 편성되어 있다. 이러한 형태의 구조 편성으로 인해 포켓북으로서의 장점 또한 최대한 살리고 있다는 점이 돋보이는 책이다.

이 해부학 책이 독자 여러분들이 해부학을 처음 공부하는 입문자인 경우에는 유용한 해부학의 길잡이로써 그리고 또 그 외의 경우로서는 해부학의 구조물을 쉽게 찾아 파악할 수 있는 간단한 참고 교재로 훌륭한 역할을 다 할 수 있을 것으로 기대한다.

강준한(DC)
이규진(MD)
이민선(DC)
이춘옥(MD, OMD)

목차

목차

목차

목차

약어 Abbreviations

A = atrium, (pl atria) / actions / movements of a joint
a = artery
abdo = abdomen / abdominal
ACF = anterior cranial fossa
adj. = adjective
AIIS = anterior inferior iliac spine
aka = also known as
alt. = alternative
AM = arachnoid mater
ANS = autonomic nervous system
ant = anterior
art. = artery
AS = Alternative Spelling, generally referring to the diff. b/n British & American spelling
ASIS = anterior superior iliac spine
assoc. = associated with
AV = atrioventricular
B = blood
BBB = blood brain barrier
bc = because
BF = blood flow
BM = basement membrane
b/n = between
BP = brachial plexus
bpm = beats per minute
br = branch(of a vessel)
BS = blood supply / blood stream
BV = blood vessel(s)
cap. = capillary
c.f. = compared to
C = carpal
C = cervical
Cb = costal border
CC = costal cartilage
CH = cerebral hemispheres
cm = cell membrane
CNS = central nervous system
collat. = collateral
CP = cervical plexus
Cr = cranialbrospinal fluid
CT = connective tissue
CVA = cerebrovascular accident = stroke
defn = definition
diff. = difference(s)
dist. = distal
DM = dura mater
DVT = deep vein thrombosis
EAM = external auditory meatus
e.g. = example
EC = extracellular(outside the cell)
ECG = electrocardiogram
ED = extensor digitorum
ER = Extensor Retinaculum
FDP = Flexor digitorum porofundus
FDS = Flexor digitorum superficialis
FPB = Flexor pollicus brevis
FPL = Flexor pollicus longus
FR = Flexor Retinaculum
Gk. = Greek
H = hormone(s)
H = hypochondrium
HB = heart beat
HF = heart failure
HR = heart rate
HS = heart sounds
IC = intercostal
IC = intercarpal

ICS = intercostal space
IP = interphalangeal
Ix = investigation
IVC = inferior vena cava
jt(s) = joints = articulations
L = left
L = lumbar
LA = Left Atrium
lat. = lateral
LH = left hypochondrium
LL = lower limb
LIF = left iliac fossa
lig = ligament
Lt. = Latin
m = muscle
MC = metacarpal
MCF = middle cranial fossa
MCL = mid clavicular line
MCP = metacarpophalangeal
med. = medial
MI = myocardial infarction
MIP = midinguinal point
MT = metatarsal
N = nerve
NAD = normal(size, shape)
NAD = no abnormality detected
NR = nerve root
NS = nervous system/nerve supply
NT = nervous tissue
nv = neurovascular bundle
P = pressure
PAD = peripheral artery disease
PaNS = parasympathetic nervous system
Ph = phalanges
PIIS = posterior inferior iliac spine
pl. = plural
PM = pia mater
PN = peripheral nerve
post. = posterior
proc. = process
prox. = proximal
PS = pubic symphysis
PSIS = posterior superior iliac spine
R = right
RA = right atrium
RH = right hypochondrium
RIF = Right Iliac Fossa
S = sacral
S1 = first heart sound
S2 = second heart sound
SA = sinoatrial
SCM = sternocleidomastoid muscle
sing. = singular
SC = spinal cord
SN = spinal nerve
SP = spinal process
SR = sarcoplasmic reticulum
subcut. = subcutaneous
supf = superficial
SVC = superior vena cava
SyNS = sympathetic nervous system
T = thoracic
TMJ = temporomandibular joint
UL = upper limb, arm
V = vertebra
V = ventricle
VC = vertebral column
WM = white matter
w/n = within
w/o = without
wrt = with respect to
& = and
∩ = intersection with

표면해부학에 사용되는 공통 용어

- **절제(abalation)** 신체 일부의 제거, 일반적으로는 뼈를 말하는 것이나, 가장 흔한 경우는 치아의 제거를 의미함
- **말단거대증(acromegaly)** 뇌하수체의 과도한 활동으로 키는 커지지 않으면서 뼈로 덮힌 연골부위의 지속적인(긴뼈(long bone)의 융합 이후) 성장, 주로 턱과 손가락에 나타남
- **알라(ala)** 날개, 즉 날개 모양처럼 생긴 것인데, 사골(Ethmoid) – 공기가 찬 페포 뼈, 치아 소켓 조절 – 공기로 채워져 있는 상악골 지칭
- **동맥류(aneurysm)** 혈관 벽에 있는 근육(tunica media)의 질병 또는 약화로 인한 동맥 또는 심장 실(heart chamber)의 국소 확장
- **협심증/가슴협심증(angina/angina pectories)** 산소 부족으로 가슴에 나타나는 통증이나 불편함 – 주로 관상동맥 질환으로 인한 심근 조직의 무산소증 또는 허혈. 협심증은 심근 허혈이라는 상태의 증상으로; 가슴, 등, 목, 턱 또는 팔에 통증, 타박상, 불편함, 무거움, 무감각, 압박감, 긴장감 및/또는 찌릿한 감이 나타남.
- **혈관조영술(angiography)** 동맥에 주사된 염료를 사용하여 관상동맥의 해부를 통해 질병 진단을 연구 할 수 있는 X선
- **발목(ankle)** 굽힘 = 일반적으로 발 바로 위 부위의 굽힘을 나타내는 각도이므로, 발목은 발과 다리 사이의 관절을 의미
- **대동맥(aorta)** 신체에서 가장 큰 동맥으로써, 심장에서 몸으로 이어지는 것이 1차적인 동맥이다.
- **대동맥 판막(aortic valve)** 심장에서 대동맥으로 가는 혈행을 조절하는 판막
- **개구부(aperture)** 뼈와 뼈 사이 또는 뼈 내부에 있는 구멍 또는 공간
- **정점(apex)** 왼쪽 쇄골 중간 선상에서 다섯 번째 늑간에 위치해 있는 심장 하단에 위치해 있으며, 심박이 가장 강함
- **사지 뼈대(appendicular)** 골격에서 매달려있는 상지와 하지를 말하며, 가슴과 및 골반 거들(천골은 아님)도 포함
- **유륜(areola)** 상악골의 작은 열린 공간으로 이어 지거나 부비동을 형성
- **동맥(artery)** 심장으로부터 외부로 혈액을 운반하는 혈관
- **관절(Arth–)** 관절과 연관된, 따라서… .
- **관절(Articulation)** 관절(joint), 지지하는 구조물 없이 결합되어 있는 뼈 표면에 대한 설명 = 서로 반대해 있는 두 뼈 사이의 접촉점, 따라서 상완골과 견갑골의 관절(articulation)은 어깨 관절(joint)의 관절(articulation)임.

- **외이도 외골증(auditory exostosis)** 외이도 벽에 발생하는 골 증식
- **심방(atrium)** 왼쪽 심방 = 대기실 – 심장의 오른쪽 왼쪽 상단 챔버 – 심실 또는 하단 챔버 볼륨의 1/3. 혈액은 심방에서 심실로 흐름
- **박리(avulsion)** 뼈가 주골에서 찢겨져 떨어진 골절에서와 같이 구조 또는 구조의 일부가 강제력에 의해 부러져 분리된 현상
- **축(axis)** 신체의 축 – 몸의 중심 부분 – 말단 골격과는 달리 머리와 척추의 중심선
- **베이스 – "심장의"(base–"of the heart)** 네 번째 늑간에 위치해 있는 심장의 정상 부분
- **기저(basilar)** 구조물의 베이스 혹은 바닥과 관련
- **두개골 기저(basiocranium)** 두개골의 기저를 이루는 뼈
- **돌기(boss)** 부드럽고 둥글며 넓적한 융기부 – 주로 전두골 여성 > 남성
- **브레그마(Bregma)** 두개골 브레그마에서와 같이 관절에 두 개 이상의 뼈가 있는 접합부, 유아에서 닫히지 않고 맥박이 느껴지는 관상봉합선과 시상봉합선 사이의 접합부 – 전방천문 자리
- **볼(boccal)** 뺨(cheek)과 관련
- **칼로트(calotte)** 베이스가 제거된 두개관으로 구성
- **두개관(calvaria)** 안면골이 부착되어 있지 않는 상태의 두개골
- **관(canal)** 터널/두개골의 기저부 경동맥과 같은 확장된 구멍(canular) (canicular – 작은 관)
- **머리(Caput/Kaput)** 헤드 또는 헤드의, Capitate = 유두골[c.f. 무두골(decapitate)]
- **경동맥(carotid)** 경동맥. 총경동맥 또는 내경동맥의 압박은 혼수상태가 야기됨
- **수근(carpo)** 손목
- **카테터(catheter)** 얇고 유연한 튜브
- **강(cavity)** 뼈 내부 혹은 두 개 이상의 뼈에 의해 형성되어 있는 개방된 영역 또는 부비동(해면)으로써 와(fossa)와 상호 혼용되어 쓰여질 수 있음. 강(cavity)은 공간과 같이 더 얕은 그릇으로 더 둘러싸여있는 경향이 있음(안와 – 안강)
- **강(cavum)** 굴, 공간
- **머리(cephalic)** 머리와 관련
- **목(cervico)** 목과 관련
- **이각(choncha)** 귀 또는 코 안에 있는 조개 모양의 뼈(복수 conchae 형용어 chonchoid)로써 이러한 갑개(turbinate)의 구 용어
- **과(condyle)** 관절면을 갖는 둥근 형태의 확장부 또는 돌출부
- **각(cornu)** 뿔(설골과 같은)

- **코로나(corona)** 왕관(crown). 형용어 – 관상(coronary, coronoid, coronal); 따라서 관상면은 귀에서 귀로 지나가는 크라운의 주(main) 아치와 평행(c.f. 관상봉합선)
- **늑골(costo/costa)** 늑골(rib)과 관련
- **전도도(conductivity)** 다른 영역이나 다른 세포에 충격이 가해지는 능력
- **선천성(congenital)** 태생 때부터 존재하는 것
- **울혈성 심부전(congestive heart failure)** 유입되는 피의 양이 유출되는 것보다 많은 경우 – 유체 백업으로 이어짐 – 좌심방에서 백업하면 폐에 유체 과부하가 발생 – 우심방에서는 정맥에 정체 현상이 일어나면서 부분적으로 붓기가 발생
- **관상동맥(coronary arteries)** 동맥의 심장에서 위로 아치를 형성하고 심장 근육에 혈액을 제공하는 추가 동맥으로 분기되는 대동맥에서 발생하는 2개의 동맥 – 네 개의 메인 동맥이 있는데, 좌 주(main) 관상동맥, 회선 관상동맥, 좌전방 하행 관상동맥 및 우 관상동맥임. 그들은 심장 주위에 동맥과 정맥 사이 그리고 두개의 정맥 사이에서 고리를 형성. 이들은 심장에서 일반적으로 가장 잘 막히는 동맥임
- **두개골(cranium)** 하악골을 제외한 머리뼈(skull)의 모든 뼈로 구성
- **능(crest)** 근육, 특히 강력한 근육의 부착에 의해 형성되는 두드러지고 예리한 얇은 형태의 뼈 융기선(예 관자근/시상능)
- **쐐기(Cuneate/Cuneus)** 쐐기(wedge)/쐐기 모양
- **치아(dens)** 이빨(teeth)과 관련된 치아(dental), 치아(denticulate)는 치아 모양(tooth-like)의 투영상을 가지고 있으며, 형용어 치아(dentate). 치아(odontoid) 참조
- **함몰(depression)** 오목한 표면
- **골간(diaphysis)** 긴뼈의 샤프트 또는 몸통. 성장기에서 이것은 성장판과 성장판 사이의 영역이며 콤팩트한 뼈로 구성. 복수 diaphyses 형용어 diaphyseal
- **판간(diploë)** 두개골의 내부 테이블과 외부 테이블 사이의 해면골. 형용어 판간 diploic
- **심장 초음파검사(echocardiogram)** 고주파 음파를 사용하여 심실, 근육 벽의 두께, 심장 판막 및 심장 주변에 위치한 주요 혈관을 그림 또는 시각화하는 연구. 이것은 비침습적 절차에 해당
- **무 치아(edentulous)** 치아가 없는 상태
- **팔꿈치(elbow)** 팔에서 일정 각도로 굽혀짐. 일반적으로 팔과 전완 사이에 있는 관절을 지칭
- **융기(eminence)** 장골치골융기에서와 같이 뼈에 부드러운 투영이나 상승된 곳을 지칭
- **경뇌막(endocranium)** 《braincase》의 내부를 3개의 주요 와(fossa)로 분류하고 있는데, 전방(전두엽) 중간(측두엽이 포함) 및 후방(소뇌가 포함)되어 있음.

- **골단(ephysis)**　골단판 또는 성장판 너머의 긴 뼈 끝부분. 일반적으로 2차 골화 센터로 발달됨. 각 긴 뼈에는 2개의 골단이 있음. 긴 뼈 중에서 샤프트는 일반적으로 콤팩트한 뼈이며 끝 = 골단은 소주골(trabecula)임. 형용어 epiphyseal
- **외이도(external auditory meatus)**　귀 구멍
- **외골증(exostosis)**　종종 자극으로 인해 뼈 표면에서 외부로 자라나는 것으로(수영 선수의 귀에서와 같이) 근육이나 인대와 같은 주변 조직의 골화가 포함될 수 있음
- **평관절(facet)**　평면관절에서 볼 수 있는 작은 뼈의 표면(치아의 저작 표면에 있는 교합면)으로 편평관절에서 볼 수 있음
- **낫(falciform)**　낫 모양과 관련된 겸상인대(falcform ligament)는 낫 모양으로 구부러지고 끝이 뾰족함
- **균열(fissure)**　갈라진 부분에서의 좁은 틈새
- **천문(fontanelle)**　유아의 전방 천문에서와 같이 뇌의 촉진 가능한 맥동과 관련된 분수. 두개골의 이러한 연약한 곳은 연골 결합조직 덮개로 "관절"을 이루고 있고 두개골이 확장되면서 뼈의 발달과 형상이 긴 봉합선에 합류하게 되고 나중에는 브레그마(Bregma)가 되는 주형이 됨.
- **공(foramen)**　일반적으로 혈관 그리고/또는 신경의 전달을 위한 뼈의 자연적인 구멍. 복수 foramina
- **원개(fornix)**　아치
- **와(fossa)**　구덩이, 함몰부 또는 오목부, 뼈, 또는 측두하악 와(fossa)와 같은 여러 뼈로 형성. 강(cavity)보다 더 얕고 "그릇"처럼 생긴 형태
- **오목(fovea)**　어금니의 교합면의 오목면과 같이 작은 구덩이[보통 와(fossa)보다 작음]
- **무릎(genu/genio)**　무릎과 연관
- **고랑(groove)**　긴 구덩이 또는 홈
- **엄지(hallux)**　큰 발가락 = 첫 번째 발가락
- **작은갈고리(hamus)**　갈고리, 따라서 다른 뼈 주위에 걸거나 다른 구조가 고리에 의해 부착될 수 있는 뼈에 사용되는 용어
- **설골(hyoid)**　U 자형
- **절흔(incisura)**　절흔(notch)
- **사이(inter)**　사이(between)
- **내부, 안(intra)**　안(within)
- **입구(introitus)**　구멍 또는 공간으로의 진입점
- **관절(joint=articulation)**　구조물 지지

- **파열(lacerum)** 예를 들어, 두개골의 기저부에 파열공과 같이 날카롭게 찢겨진 형태의 구멍
- **눈물(lacrimal)** 눈물(teare)과 눈물방울(teare drop) 관련된 눈물. 명사 lacrima
- **람다(lambda)** 그리스 문자 대문자 'L'–거꾸로된 V. 형용어 lambdoid – 세 개의 두개골 즉 후두골과 좌우측 측두골의 연결점 이름을 나타내는 데 사용
- **추궁판(lamina)** 척추의 수직면과 수평면을 연결하는 척추판
- **인대(ligament)** 뼈를 서로 연결하거나(관절 인대) 또는 내장기관을 서로 연결(내장 인대)하는 조직 띠
- **라인(linea)** 후두골의 목덜미 라인(nuchal line)에서와 같은 라인
- **혀(lingual)** 혀(tongue)와 관련된 어의
- **위치(locus)** 장소(c.f. location, locate, dislocation)
- **림프관(lymphatic)** 심장에 유체를 운반하는 관
- **큰(magnum)** 큰(large) 복수 magna
- **추골(malleus)** 망치(귀 안의 ossicle에서와 같이)
- **하악골(mandible)** 동사로 씹는다는 뜻으로, 따라서 움직일 수 있는 하부 턱을 의미
- **유양(mastoid)** 가슴 또는 젖꼭지 모양 – 측두골의 유양돌기
- **상악골(maxilla)** 턱뼈; 이제 위턱에만 사용되는 용어
- **도(meatus)** 짧은 통로. 형용어 meatal – 외부 귀와 중간 귀를 연결하는 외이도에서의 연결 통로
- **종격(mediastinum)** 흉부와 폐 사이에 위치해 있으며, 앞쪽 경계면으로는 흉골, 뒤쪽은 척주로 구성되어 있고, 심장, 큰 혈관의 뿌리, 식도 및 기관도 포함
- **반월판(maniscus)** 경골 상부에 위치해 있는 초승달 모양의 연골조직
- **멘탈(mental)** 턱과 관련된 어의[멘툼(mentum) = 정신(mens)이나 마음(mind)이 아닌 턱(chin)]
- **메타(meta)** 확장: cf. 중수골=손목의 확장 뼈
- **골간단(metaphysis)** 뼈의 샤프트 끝 부분이 약간 확장된 상태
- **미세혈관(microvascular)** 아주 작은 소동맥의 네트워크 – 모세혈관 – 조직 속의 세정맥
- **최소한 침습의 심장 수술(minimally invasive heart surgery)** 더 작은 도구를 사용한 다양한 접근법을 사용하여 외상을 줄이고 잠재적인 회복 속도를 높이기 위한 심장절개술
- **승모판막(mitral valve)** 심장의 좌심방과 좌심실 사이에 혈행을 제어하는 판막
- **웅얼거림(murmur)** 정상적인 심장음 외에 가슴에서 울려 나오는 특정 소리
- **심근 경색증(myocardial infarct)** "심장 마비"라고도 하며; 심장으로의 혈액 공급의 갑작

스러운 중단 또는 불충분 상태인데, 일반적으로 관상동맥의 폐색 또는 폐쇄로 인해 발생하며 종종 심한 흉통이 나타나는 것이 특징임

- **신경두개(neurocranium)** 신경두개는 두개골의 뇌만을 나타내는 용어
- **비 침습적 절차(non-invasive procedure)** 엑스레이 또는 ECG와 같이 신체 외부에서 할 수 있는 절차
- **절흔(notch)** 구조물의 가장자리에 위치해 있는 움푹 패인 자국
- **목덜미(nucha)** 목덜미 또는 목의 뒤쪽부분. 형용어 nuchal
- **후두골(occiput)** 머리 뒤에 위치해 있으며 눈에 잘 띄게 돌출된 부위. 후두(occipitum) = 후두골(occipital bone) 형용어 occipital
- **눈(occulus)** 눈(eye)
- **치아(odontoid)** 치아(teeth)와 관련. 치아와 같은(toothlike). 치아(dens) 참조
- **안와(orbit)** 원형; 안구가 안착하고 회전할 수 있는 뼈 소켓에 주어진 이름; 형용어 orbital.
- **개구부(orifice)** 열려있는 구멍(opening)
- **뼈(os)** 뼈 또는 뼈와 관련성을 내포. 형용어 osseus
- **골화(ossification)** 어떤 조직이 뼈로 변화되어가는 과정, 연골에서 뼈로 변하는 연골골화에서와 같이, 어떤 조직에서 다른 조직으로 변화되는 과정
- **소구(ostium)** 문, 개구부(orifis)
- **귀(otic)** 귀와 관련된 용어
- **타원(ovale)** 타원 형태를 띄고 있는
- **구개(palate)** 천장. 형용어 palatal 혹은 palatine
- **심계항진(palpitation)** 인체에서 느낄 수 있는 불규칙한 심박
- **체벽의(parietal)** 오목하게 생긴 벽의 외벽. 벽
- **이하선(parotid)** 귀 옆 또는 귀 근처의 부위와 관련된 부분
- **영역(pars)** 일부분
- **가리비(pecten)** 빗
- **주파선조(Perikymata)** 치아의 가로 융기부와 치아 표면의 홈
- **골막(periosteum)** 관절(관절) 표면에 존재하지 않고, 콤팩트(compact) 뼈 외부의 근막 조직 결합 조직의 층. 골내막(endostium) 참조
- **추체부(petrous)** 바위(rock) / 바위로 된(rocky) / 돌(stoney) 형용어 petrosal
- **지골(phalanx)** 손가락(발가락)의 마디 뼈
- **엄지(pollex)** 엄지(thumb)
- **돌기(process)** 하악골 돌기에서와 같이 현저한 돌기 또는 돌출된 부분을 설명하는 일반

적인 용어

- **돌출부(prominens)** 프로젝션(projection)
- **가성관절증(pseudoarthrosis)** 골절의 잘못된 치유로 인해 생긴 가짜 관절(false joint) 또는 새로운 관절
- **날개(pterion)** 날개; 접형골의 대익의 일부분으로 두정골과 만나는 영역, 측두골의 판상부분과 전두골이 분리되는 부분
- **치골(Pubis)** 털이 많은(hairy), 표면에 털이 있는 엉덩이뼈의 일부분
  형용어 pubic 복수 pubes
- **폐 판막(pulmonary valve)** 심장판막은 우심실과 폐동맥 사이에 위치해 있으며, 폐에 공급되는 혈액을 조절함
- **분지(ramus)** 상치골지(superior pubic ramus)에서와 같은 지점 또는 치골의 상부 지점
- **우묵한 곳(recess)** 외딴 영역 혹은 포켓(pocket); 메인 캐비티(cavity)와 떨어져 나온 작은 캐비티
- **직근(rectus)** 곧바른(straight) – 기립(erect)
- **능선(ridge)** 뼈가 상승 성장된 부분으로 표면도 종종 거친 부분
- **둥근(rotundum)** 라운드(round)
- **시상(sagittal)** 화살, 시상봉합선은 후방으로 이어져 있으면서, 삼각봉합선에 의해 화살과 같은 형태를 이루고 있음
- **종자골(sesamoid)** 곡물 낟알 같은(grainlike)
- **S자 모양의(sigmoid)** S자 형태. Sigma에서 나온 용어로서 그리스어의 S자에서 유래
- **부비동(sinus)** 일반적으로 머리의 두정골 및 상악골 같은 점막이 늘어선 뼈 내부의 공간.(또한 혈액 저장을 위한 확장된 루멘 벽에 근육이 없거나 거의 없는 대부분의 정맥 혈관). 부비동은 그 대상체의 위치 및 건강에 상태에 따라 공기, 정맥 또는 동맥혈, 림프 또는 장액이 포함 형용어 sinusoid
- **두개골(skull)** 머리를 구성하는 모든 뼈를 지칭
- **쐐기(spheno)** 쐐기, 즉 접형골(Sphenoid)은 짝을 이루고 있지 않은 두정골과 후두골 사이에 위치해 있으면서 두개골의 바닥을 이루고 있는 쐐기 모양의 뼈. 형용어 sphenoid
- **가시(spine)** 가시 형용어 spinous 날카롭고 예리한 돌기/돌출된 부분을 의미
- **안면골(splanchocranium)** 두개골의 안면 뼈를 총칭
- **열구(sulcus)** 길고 넓은 골을 의미하는데, 종종 혈관이 지나가는 자국에 의해 형성
- **지지대(sustenaculum)** 종골 재거돌기(sustenaculum tali)에서와 같은 지지 구조물 = 발의 거골을 지지해 주는 구조물

- **봉합선(suture)** 두개골의 가장자리가 톱니 모양을 하고 있으면서 두개골 각 뼈 사이에서 관절 역할을 수행
- **펜(stylos)** 필기를 위한 도구. 형용어 styloid 연필 같은 구조물
- **결합(symphysis)** 연골관절 또는 뼈 – 연골 – 뼈의 성장 부분
- **함께, 동시에(syn)** 두 개의 구조물이 서로 가까이 있거나 융합되는
- **인대결합(syndemosis)** 두 뼈 사이의 유연하지 않은 관절로써, 움직임이 조금 있거나 거의 없는 관절 형태
- **골유합(synostosis)** 관절이 융합된 상태
- **활액관절(synovial joint)** 두 개의 뼈 사이에 활액으로 채워져 있으며 가동성이 있는 관절
- **관절 – 활** 액관절이 가장 가동성이 큰 관절임
- **거골(talus)** 발목(그리스어 굽힘)
- **족근골(tarsus)** 발과 다리를 연결하는 관절의 뼈. 형용어 tarsal(인대가 있는 족근골의 바구니 모양 구조를 한 고리버들 바구니)
- **관자놀이(temporal)** 원래는 시간과 회색 머리카락을 의미(시간 경과를 표시). 종종 우선적으로 측두골 부위를 지칭
- **건(tendon)** 근육과 뼈를 연결하는 콜라겐 섬유 끈(뼈와 뼈를 연결하는 관절 인대와는 상반)
- **덮개(tentorium)** 텐트(tent)
- **골소주(trabecula)** "작은" 빔, 즉 지지 구조물 또는 지주, 버팀목. 복수 trabeculae
- **삼첨판 밸브(tricuspid valve)** 우심방에서 우심실로 혈액을 조절하는 심장 판막
- **전자(trochanter)** 작은 바퀴 또는 디스크와 관련된 것으로써 대퇴골에서 큰 디스크 모양의 결절
- **도르래(trochlea)** 팔꿈치나 발목에 있어서 뼈를 다른 방향으로 당기기 위한 뼈의 일부 도르래 형태 또는 인대가 부착하는 부위
- **결절(tubercle)** 작은 돌기 또는 융기, 언덕(eminence)
- **결절(tuberculum)** 매우 작은 돌출, 돌기 또는 융기
- **결절(tuberosity)** 큰 둥근 돌기 또는 돌출부, 결절 또는 거칠게 두드러진 부분을 지칭하는데, 종종 건이나 인대 부착점과 관련
- **비개골(원불형의)(turbinate)** 어린이의 팽이의 윗면 모양. 구 용어로는 비갑개(nasal conchae)
- **고막(tympanum)** 드럼. 복수 tympani(uncus)
- **후크(hook)** 형용어 uncinate

- **미주신경자극(vagal maneuver)** 실신의 원인이 될 수 있는 심박수나 혈압을 낮추기 위해 미주신경 자극요법
- **질(vagina)** 집(sheath); 따라서, 함입(invagination)은 구조 안쪽으로 밀려들어간 것이고, 팽출(evagination)은 비슷하지만 바깥쪽으로 밀려 나온 경우임. 형용어 vaginal
- **밸브(심장판막) (valve)** 판막에는 네 개의 심장 판막이 존재: 승모판(mitral), 대동맥(aortic), 폐(pulmonary) 및 삼첨판(tricuspid), 이들은 심장의 방 사이에 일방통행 "문" 역할 기능
- **정맥(vein)** 피를 심장으로 운반하는 혈관
- **심실(ventricles)** 심장 하부에 두 개의 심실이 있으며 – 심방 부피의 세 배
- **봉합골(wormian bone)** 두개골에서 봉합선 외부 뼈
- **관골(zygoma)** 연결구조, 따라서 상악골, 두정골, 측두골 및 접형골에 합류하는 뼈 형용어 zygomatic

해부학적 면plane 그리고 연관성

해부학적 위치

A = 전방에서의 전면 = 또는 후방에서 후면

복부와 등과 상호 교환 가능

B = 양면에서의 외측 측면

C = 횡/수평 평면

D = 중간 시상면 = 중간면; 몸통은 이 면에서 멀어지는 움직임이 발생

= 측면 굴곡 또는 측면 이동. –

중앙 움직임 면; 사지가 이 방향에서 멀어지는 움직임 = 외전; 사지가 이 면에 가까워지는 움직임 = 내전

E = 관상면

F = 중앙

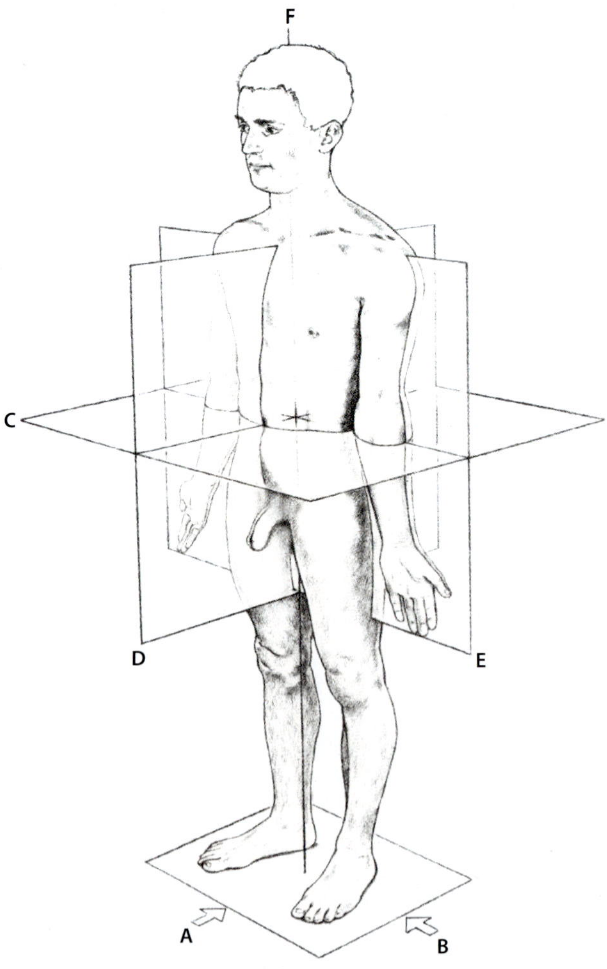

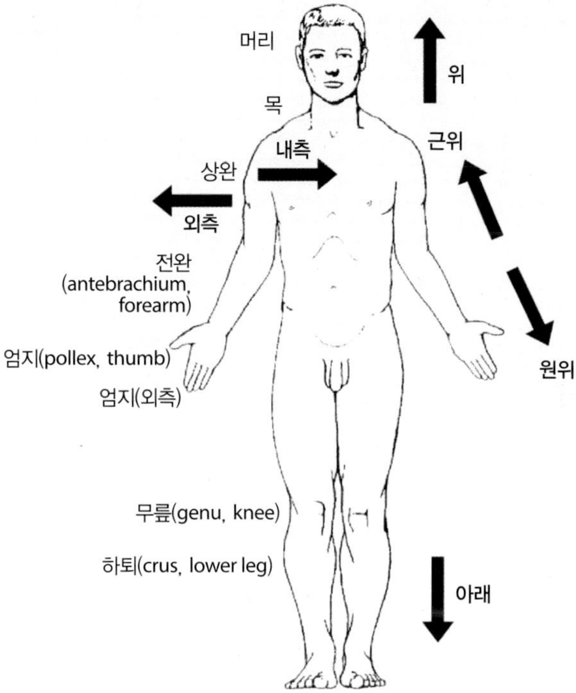

머리
목
위
근위
내측
상완
외측
전완
(antebrachium,
forearm)
엄지(pollex, thumb)
엄지(외측)
원위
무릎(genu, knee)
하퇴(crus, lower leg)
아래

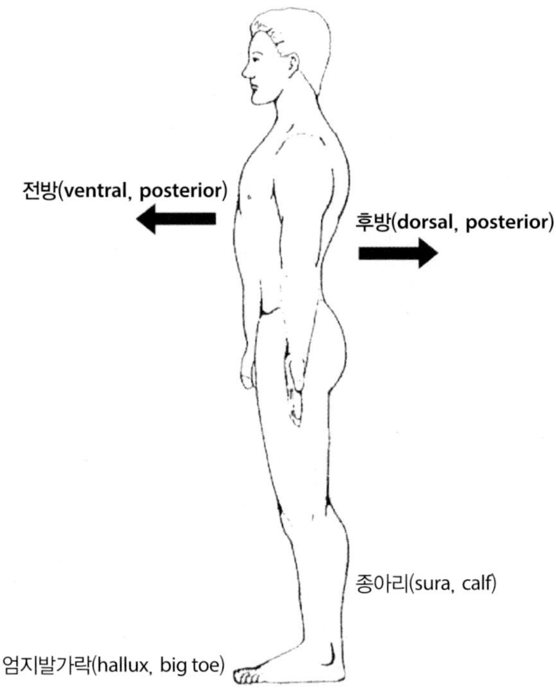

전방(ventral, posterior)
후방(dorsal, posterior)
종아리(sura, calf)
엄지발가락(hallux, big toe)

해부학적 움직임-상지 & 어깨

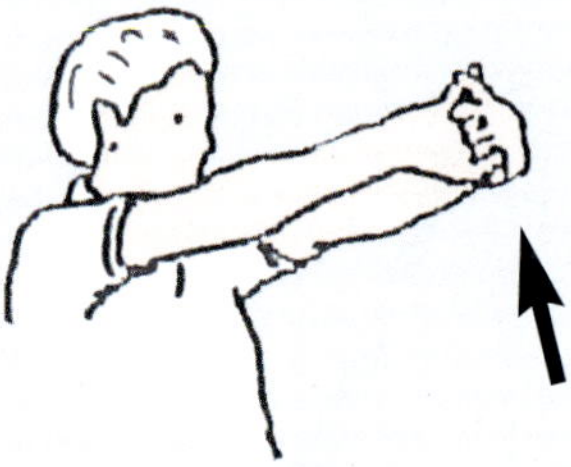

시상면에서의 팔 신전
어깨 움직임

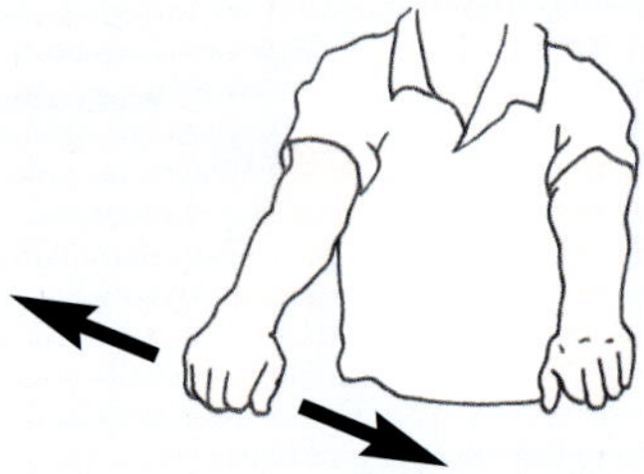

팔 외전 – 중앙면에서 멀어짐
내전 – 중앙면으로 가까워짐
어깨 움직임

시상면에서의
팔 신전

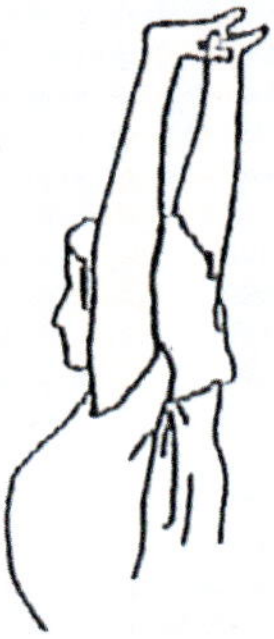

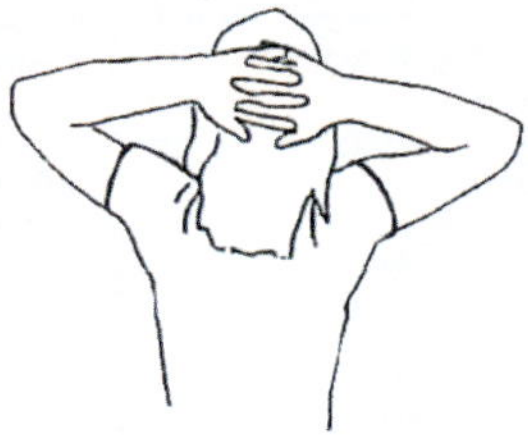

팔 외전 – 중앙면에서 멀어짐

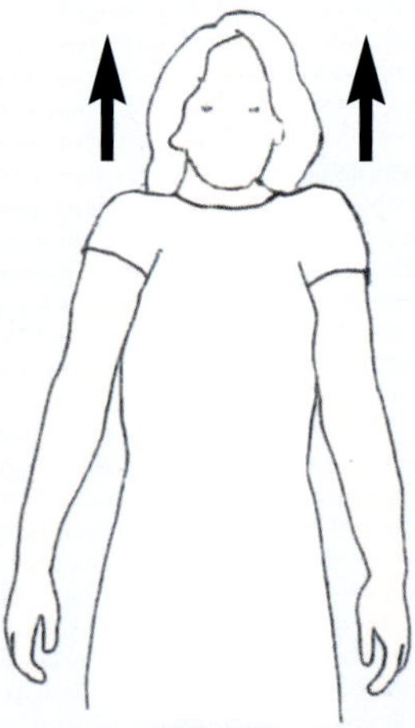

어깨 거상
– 어깨 하강 움직임의 역 동작

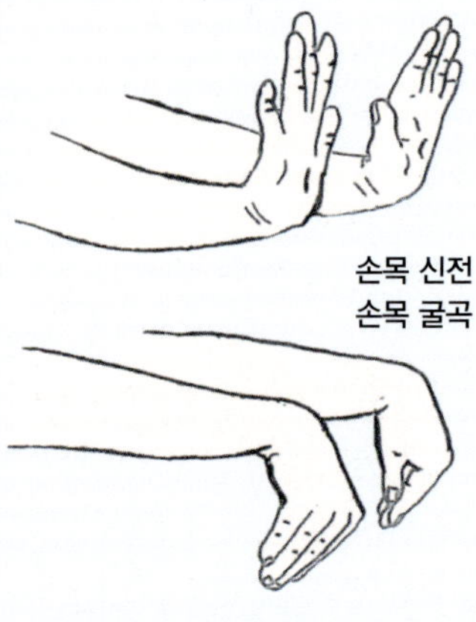

손목 신전
손목 굴곡

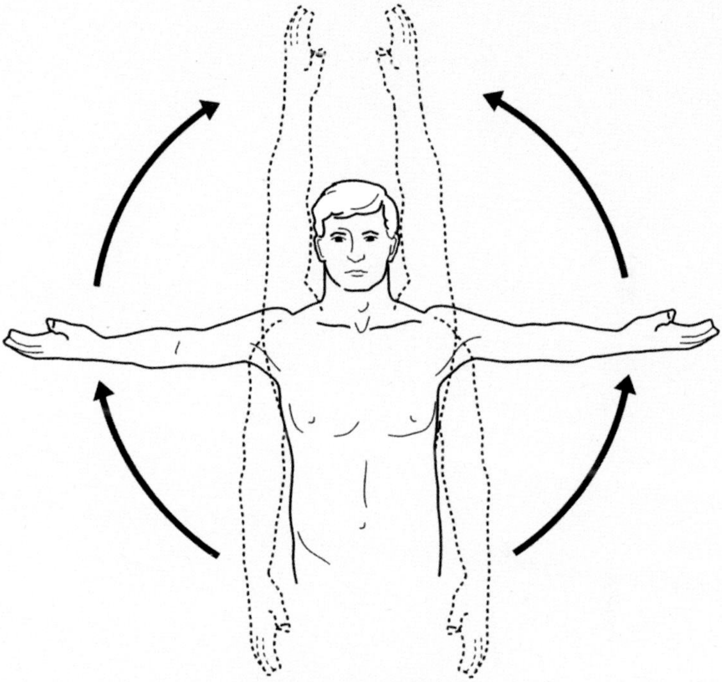

수평면에서 팔/어깨의 움직임
팔의 내전과 외전으로 시작하여 신전으로 연결

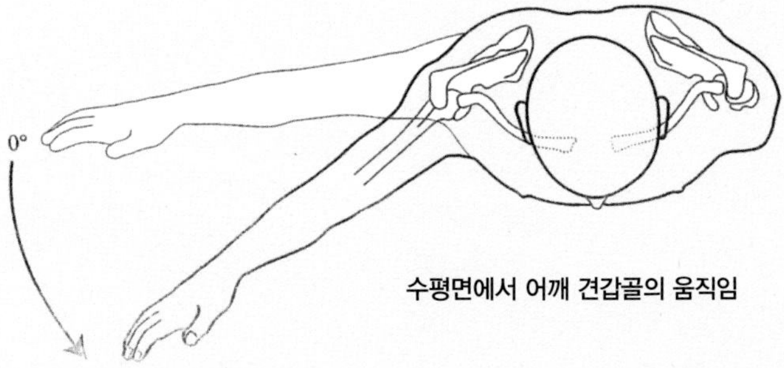

수평면에서 어깨 견갑골의 움직임

해부학적 움직임-머리 & 목

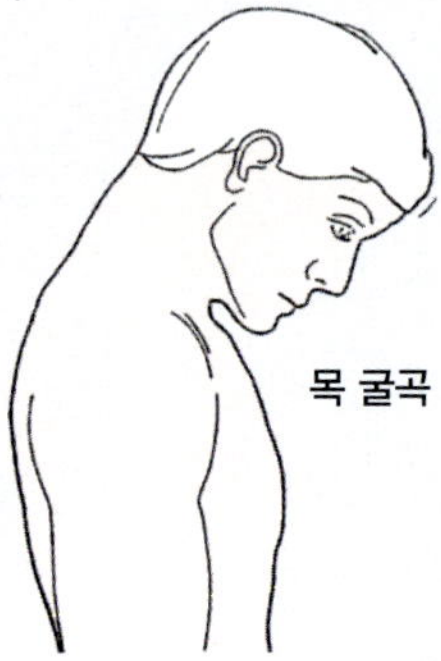

목 굴곡

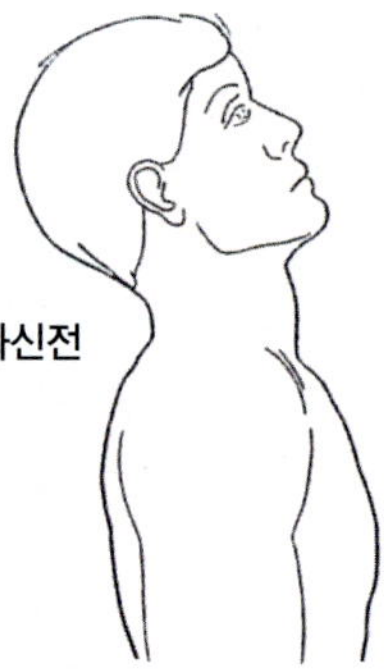

목 신전/과신전

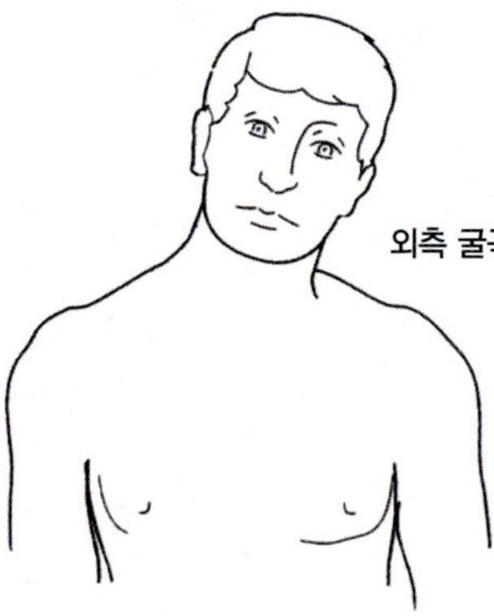

외측 굴곡

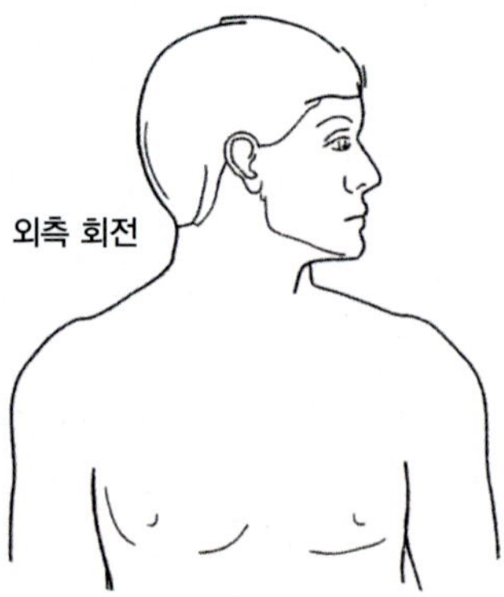

외측 회전

주: 목 신전은 정상 해부학적
위치에서 일어난 것임.

해부학적 움직임-등

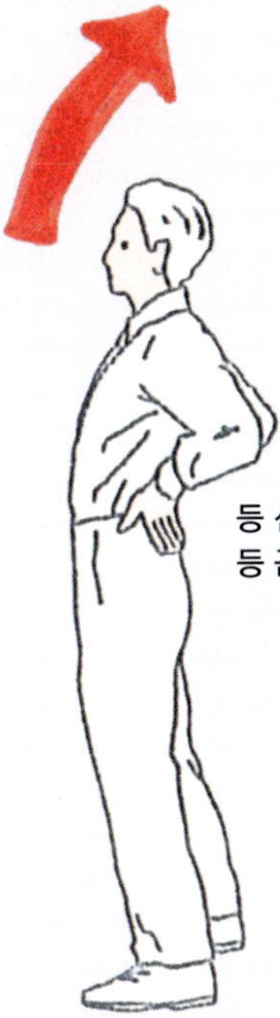

등 신전 / 과신전
등 근육 수축에 유념

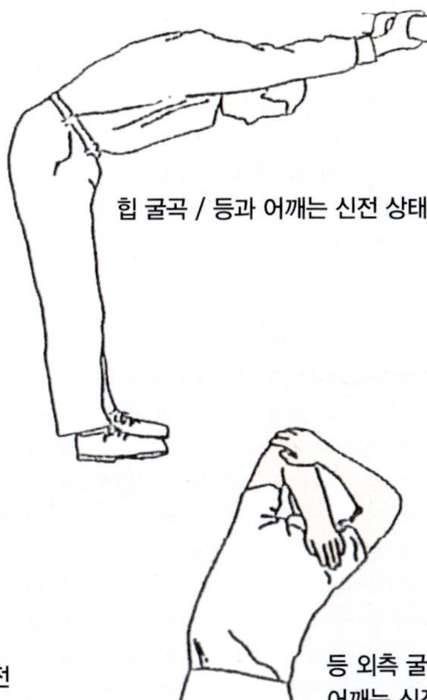

힙 굴곡 / 등과 어깨는 신전 상태

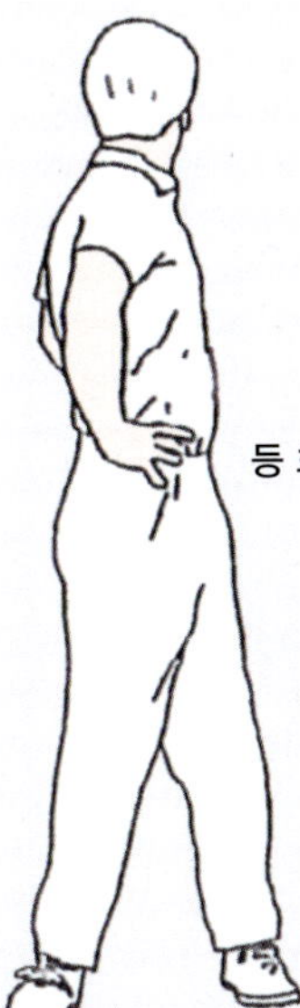

등 회전

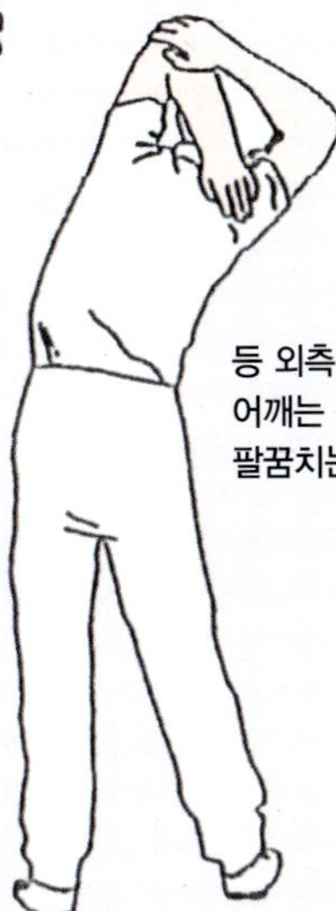

등 외측 굴곡,
어깨는 신전,
팔꿈치는 굴곡 상태

해부학적 움직임-하지 & 고관절

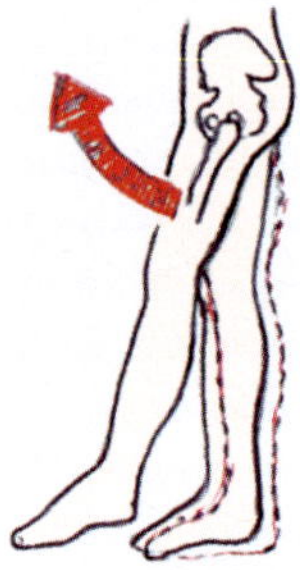

힙 굴곡

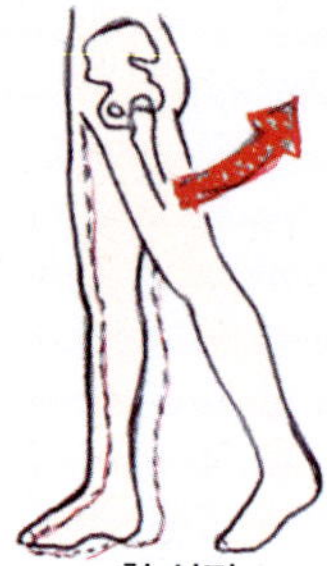

힙 신전

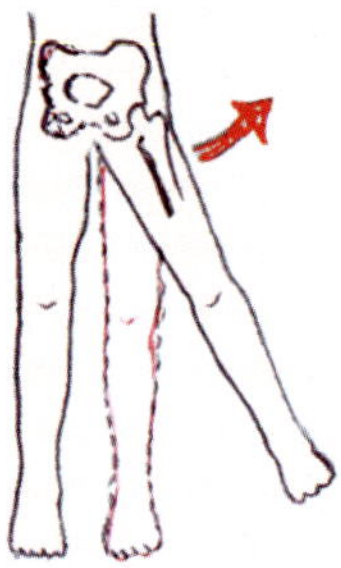

힙 외전

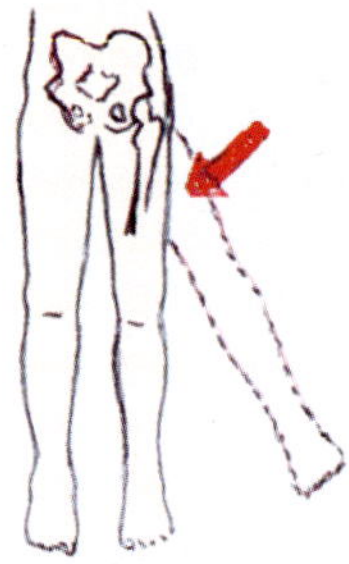

힙 내전

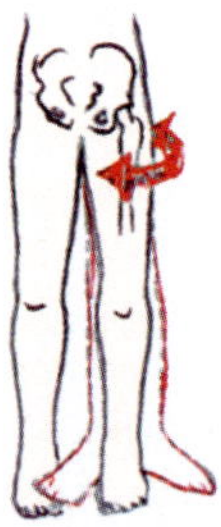

힙 외 회전 및 내 회전

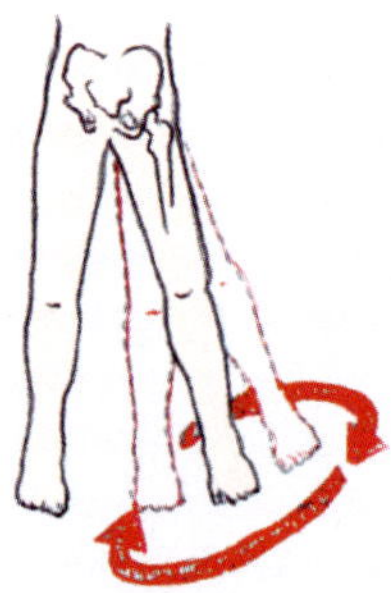

힙 원 회전

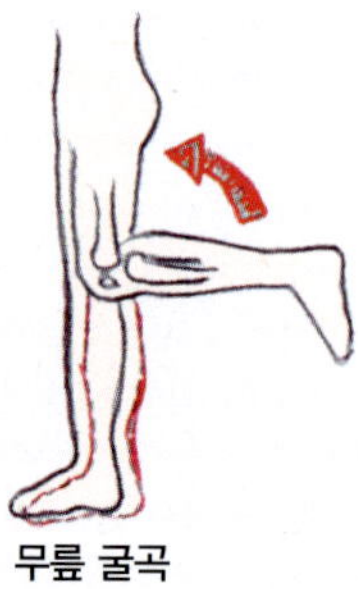

무릎 굴곡

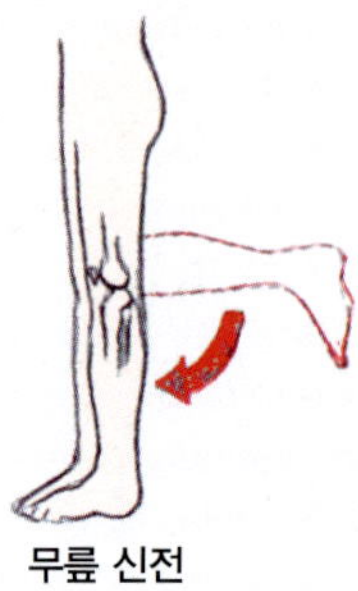

무릎 신전

해부학적 움직임-발 & 손

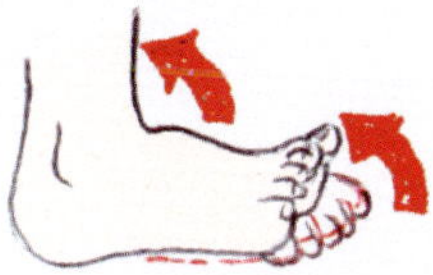

족배굴곡

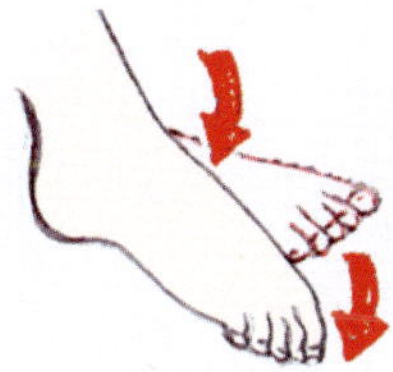

족저굴곡

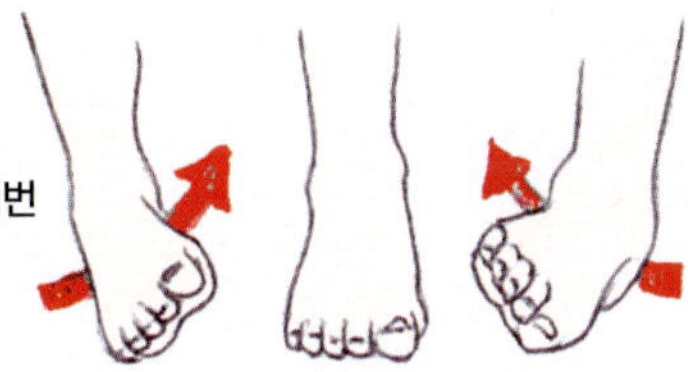

족 내번

족 외번

발 정상 위치

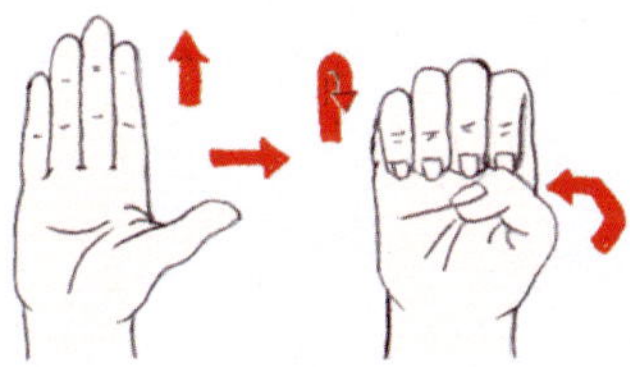

손가락 신전

손가락 굴곡

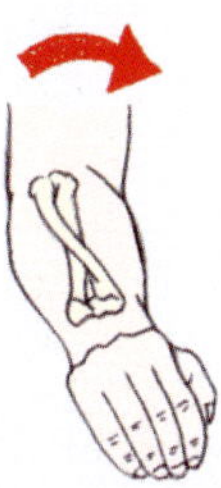

전완 회내

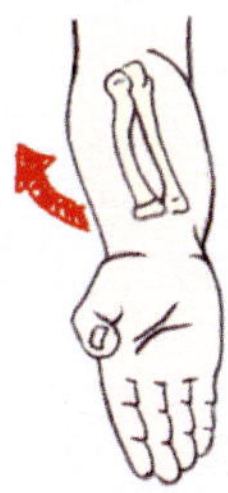

전완 회외

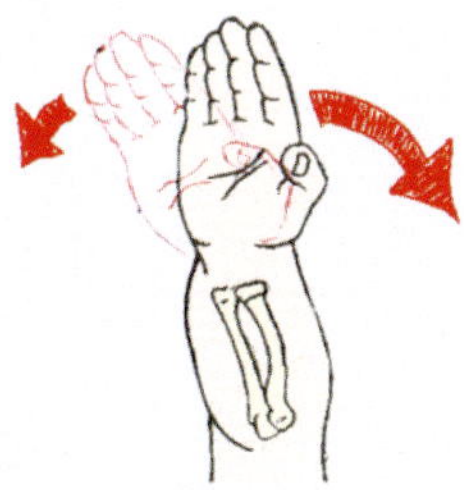

손 요골/외측 변위
손 척골/내측 변위

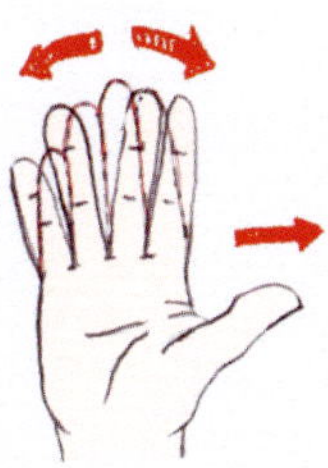

손가락 외전

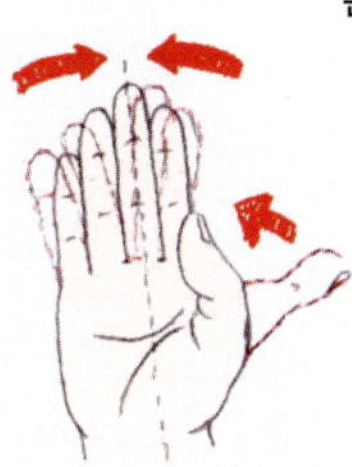

손가락 내전

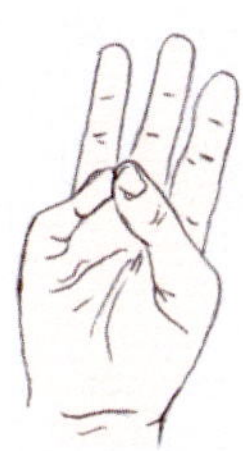

엄지 대립

발 움직임

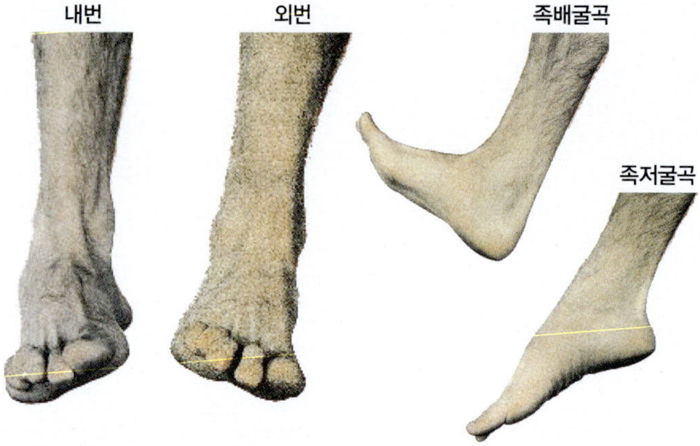

손 움직임 & 움켜쥠

손과 손목은 동작의 정확성을 위해 근육의 조합을 요구하는 다양한 가동범위의 그립 형태와 미세한 특수 움직임에 기여할 수 있다.

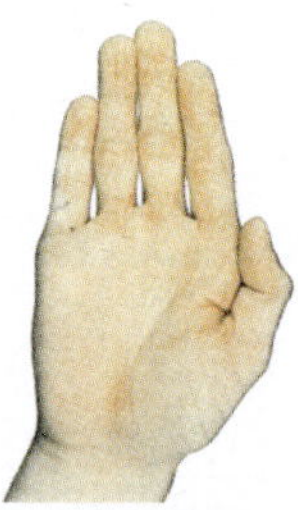
엄지와 손가락 내전
배측골간근

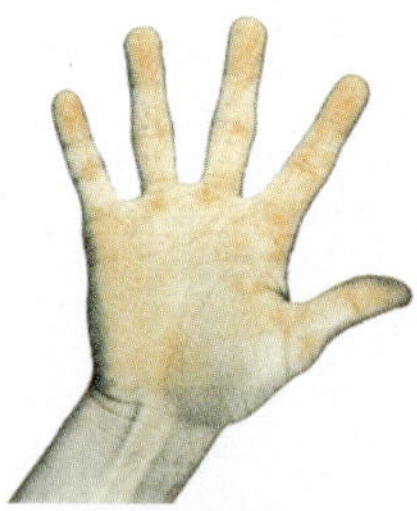
엄지와 손가락 외전
장측골간근

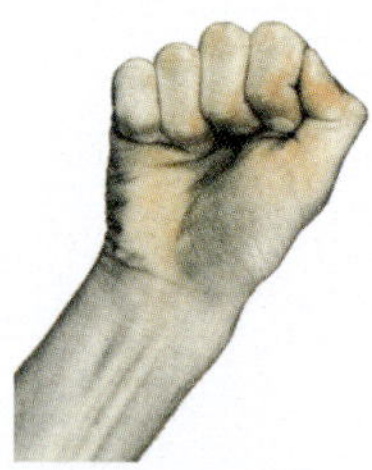
엄지와 손가락 굴곡
심지굴근, 장무지굴근

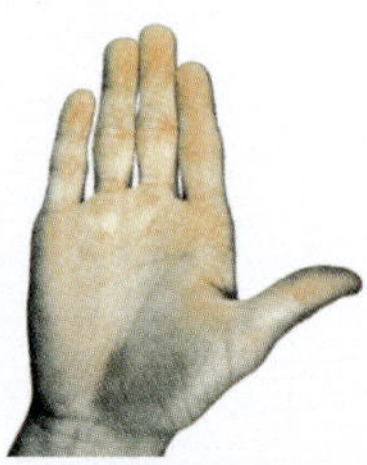
엄지와 손가락 전방 신전
배-외측 (코답배갑) 지신근(ED),
무지신근(EP)

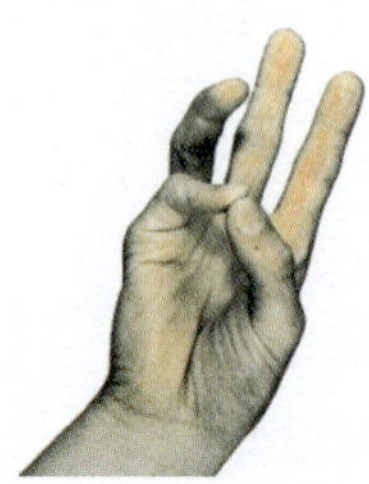
엄지 - 5th 손가락
엄지 대립(TE), (HE), (OP)

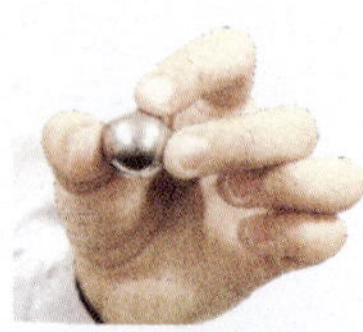
엄지 대립/굴곡
미세 그립을 위한
수근관의 커브 형성

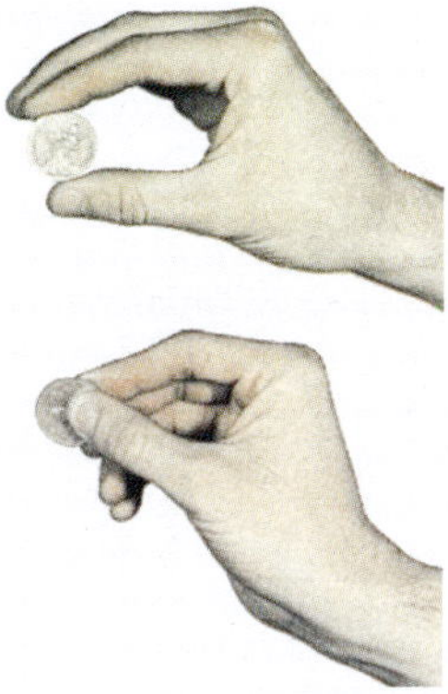

엄지, 검지 – 정밀성
그립(TE), (HE), 대립근(OP)

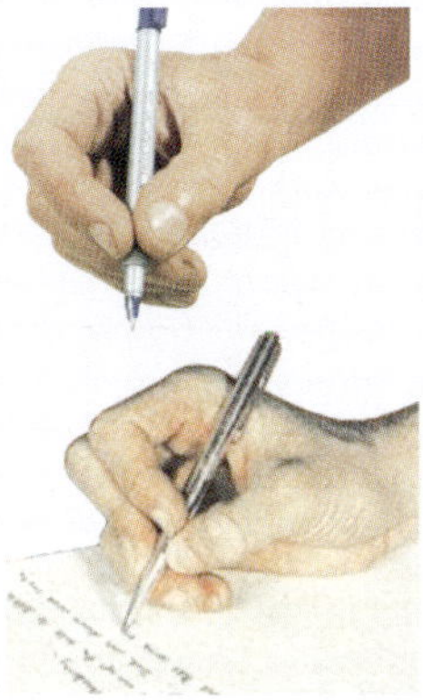

엄지, 손가락 – ±필기도구를
잡을 때 쓰이는 손의 내재근
– 정밀 골간근

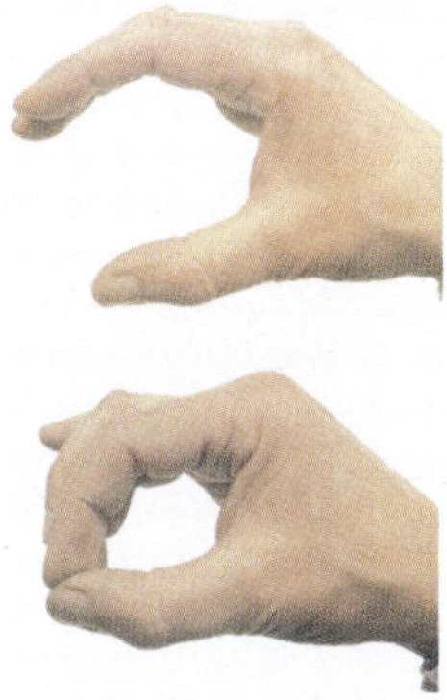

열린 상태의 그립(open grip),
꼬집기(pinch)

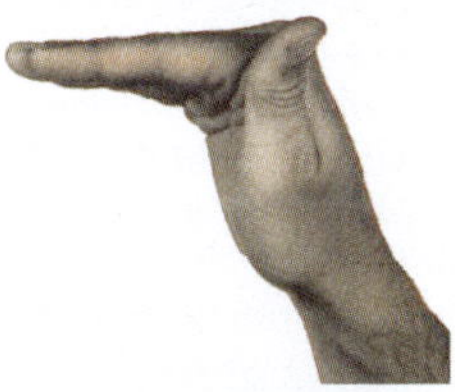

손가락 신전
– 손 굴곡 충양근

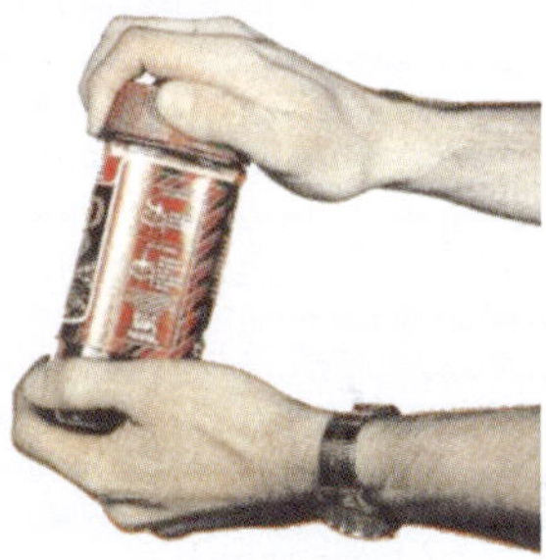

두 손을 함께
쓰는 경우
손의 협응성
– 병뚜껑 열기

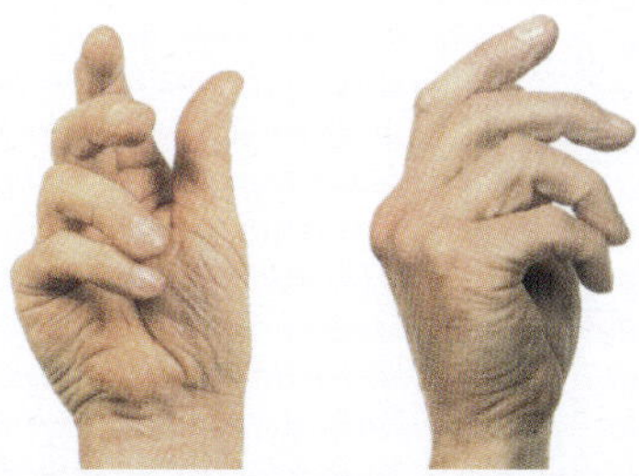

마찰을 일으키기 위한 그립 – 추가적인 그립 힘을
손가락 끝부분(PB), (HE), + (TE) 그리고 골격 커브에 제공
– 손가락의 수근을 향한 커브 형태

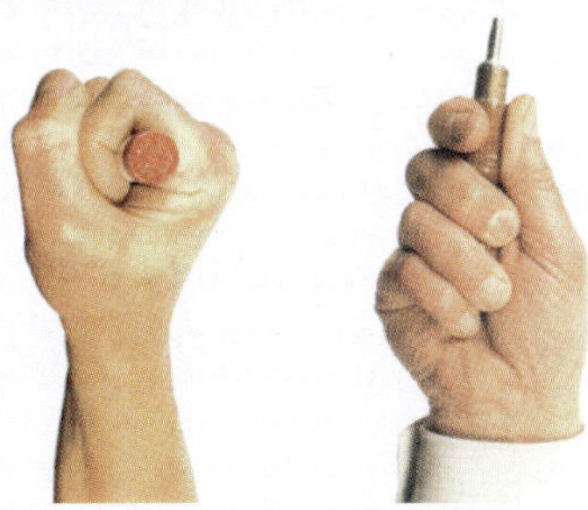

실제로 다양하게 잡은 그립의 형태

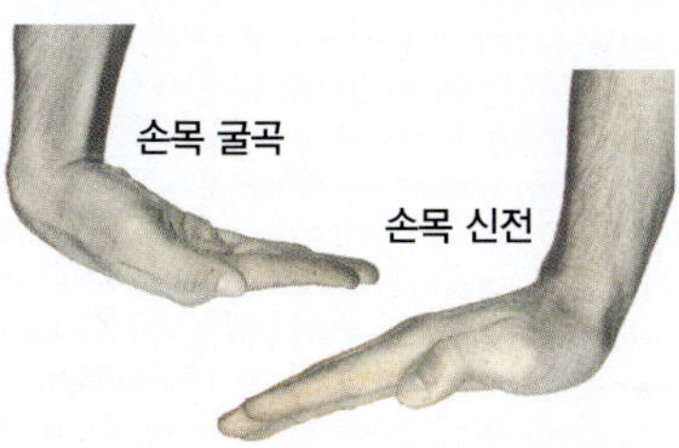

손목 외측 굴곡

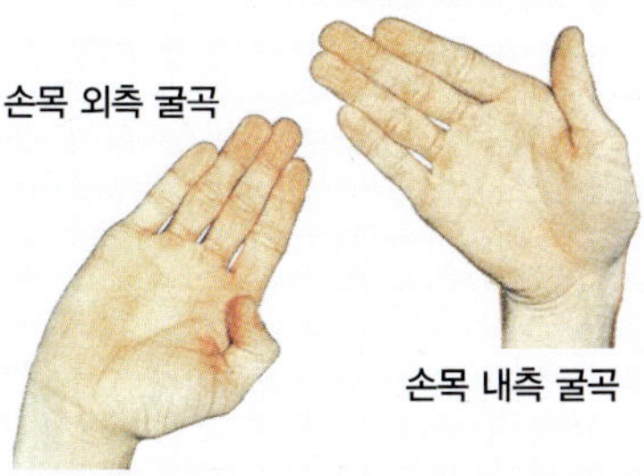

손목 내측 굴곡

손 측정

손에서 파생되어 나온 측정은 의인화된 측정(인체 해부학에 기초한 측정)의 일부이다. 더 복잡한 도구를 사용하지 않고도 표면 해부학에 대한 대략적인 임상평가를 할 수 있으므로 해부학자에게는 많은 도움이 된다.

다른 유용한 측정값도 포함되어 있다.

이 측정값 중 아홉 개가 비트로비안 사람(Vitruvian man)에 포함되어 있다.

큐빗(cubit) = 18인치 = 여섯 손바닥 = 팔꿈치에서 손가락 끝까지
= 전완 + 손
손가락(digit) < 손가락 = 손가락 끝(1)
엘(ell) = 45 인치 = 열다섯 손바닥 = 팔 + 몸에서 어깨까지
패덤(fathom) = 72 인치 = 신장
손가락(finger) = 손가락 너비(2)
발(foot) = 발자국 길이(맨발보다 김)
손(hand) =네 손가락 너클(nuckle)에서 너클(nuckle)까지 = 4인치(3)
인치(inch) = 25.4 mm = 1/12 인치 ... 발
= 엄지(예 손톱 베이스의 너비)
손바닥(palm) = 네 손가락 = 3인치 = 7.63 cm(4)
갱구(shaftment) = 두 손바닥 = 주먹 + 뻗은 엄지(5)
스팬(span) = 세 손바닥 = ½ 큐빗 = 뻗은 손(6)
야드(yard) = 열두 손바닥 = 36인치 = 팔 + 반신 폭

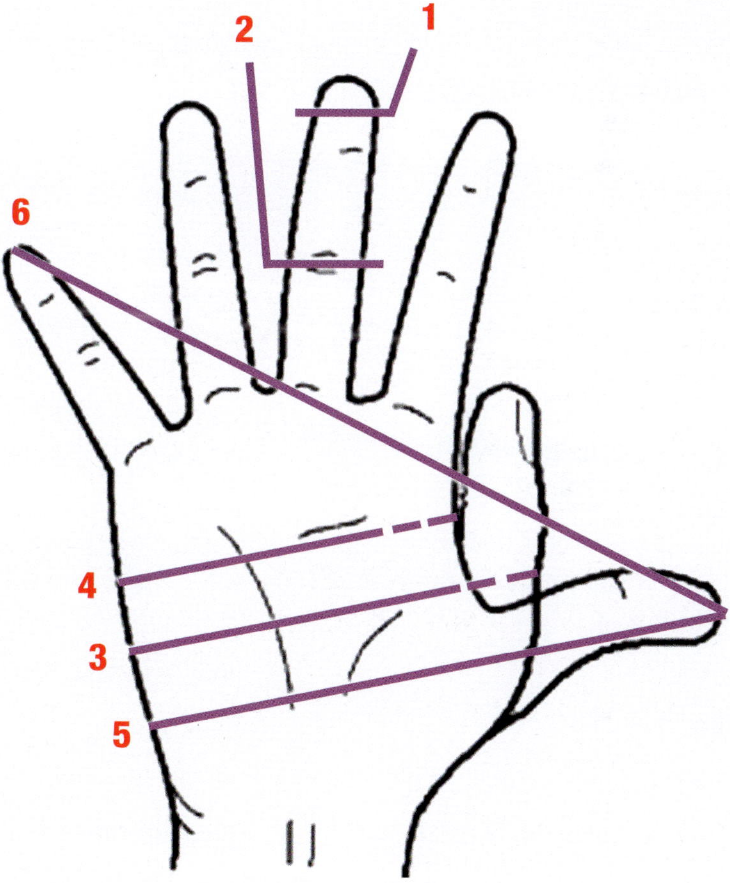
1
2
6
4
3
5

인체 측정의 비율 및 형태

인체 측정 = 인체의 해부학이나 행동에 기초한 측정
하위 집합 – 의인화된 측정 = 인체 해부학에 기초한 측정
비트로비안 사람(Vitruvian man)의 측정에는 여기에 포함된 아홉가지 기본 인체형 측정이 포함된다.

높이와 크기의 변화로 인해 표준화하기는 어렵지만, 해부학자와 임상의는 인체의 정상적인 비율에 대한 대략적인 지침을 제공해 줄 수 있다.

키의 1/10	얼굴, 헤어라인 – 턱 베이스	
키의 1/8	팔꿈치 – 액와	팔
키의 1/6	발	목 – 헤어라인
키의 1/4	어깨 폭	팔 길이
키의 1/2	팔 + 반신	
키의 1	양팔 펼친 길이	4 큐빗(cubit), 1 페이스(pace)
키의 1/3	귀	헤어라인 – 눈썹
키의 1/10	**손, 손목 – 손가락 끝**	
키의 1/8		9 인치
키의 1/6		1 피트
키의 1/4		18 인치
키의 1/2		3 피트, 1 야드
키의 1	24 손바닥, 18 손바닥 너비	6 피트, 1 패덤(fathom)
얼굴의 1/3		

인체의 얼굴 비율

얼굴은 사람마다 크게 다르며 특정 종족에는 특정한 특징이 있다. 그러나 대부분의 경우 주요 특징의 비율이 비슷하므로 다음과 같이 표준 비율에 대한 지침을 기술했으며, 이것은 연령에 따라 일정하게 유지된다.

일반적인 규칙은 많은 기능을 엄지 길이(T)로 설명할 수 있다는 것이다.

T = 손가락 끝에서 중수지관절(MCP)까지의 엄지 길이.

	인체의 얼굴 비율
턱	턱에서부터 코의 뿌리 부분 = **T**
귀	미간 레벨의 끝부분 = 눈썹 코의 뿌리 레벨에 있는 귀볼(lobe) = 비근점(nasion) 귀의 길이 = **T** 귀볼(lobe)에서 턱의 각(angle)까지의 거리 = 1/2**T**
눈	눈과 눈 사이의 거리 = **E** 각 눈의 너비 = 콧등 길이 = 코 베이스의 너비
입	입의 너비 = 눈의 양 홍채간 거리 = M
헤어라인	만약 머리가 벗겨진 상태가 아니라면 – 미간(눈썹)에서 헤어라인까지 = **T**
머리	키의 12~13%까지
턱 라인/각	비근점과 턱의 중간 지점
코	코에서 미간까지 = T 코의 너비 = 양 눈 사이의 거리 = 양 눈 사이의 너비 = E

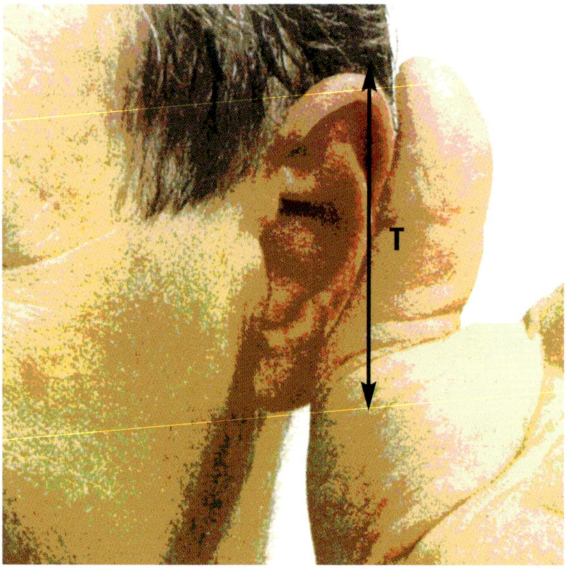
T

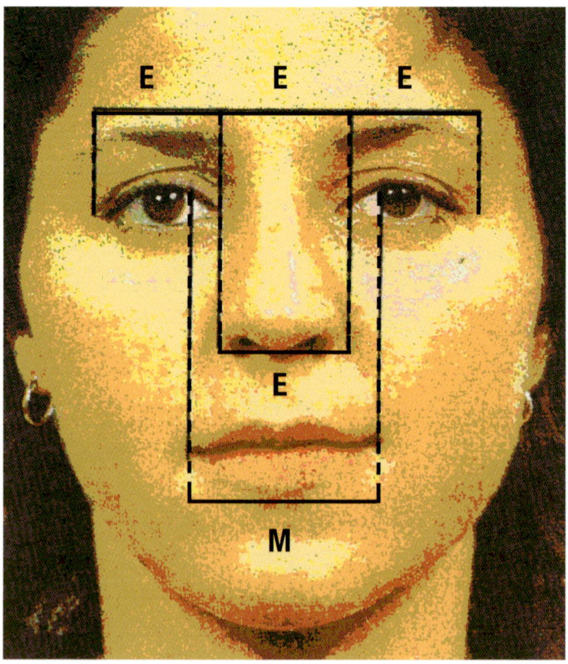
E E E
E
M

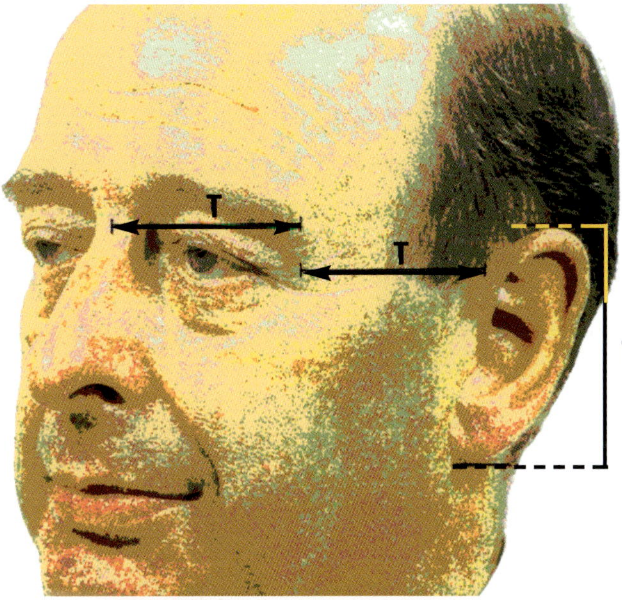
T
T
T

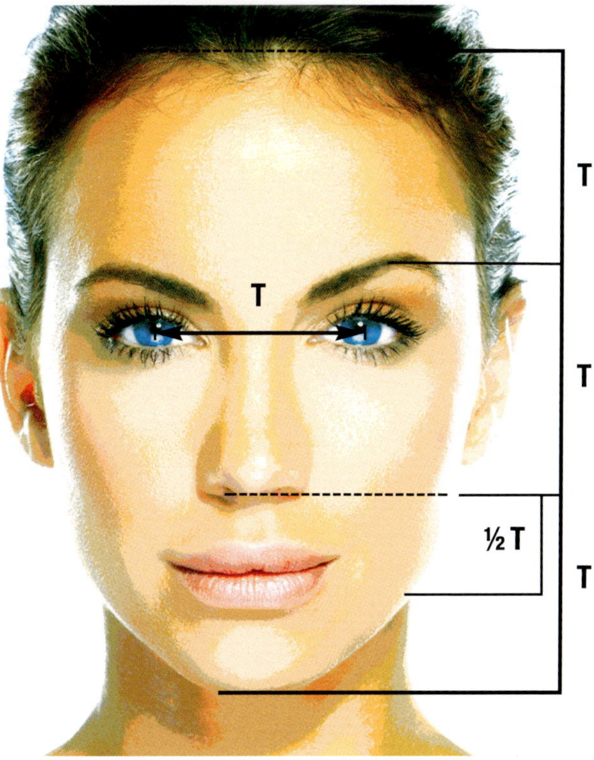
T
T
T
½ T
T

인체의 비율-아기 & 성인

아기는 몸무게, 길이 및 너비를 포함하여 크기가 커지고 성숙도, 이동성 및 독립성을 포함하여 변화하는 기능에 대한 관점에서 태어나야 하기 때문에 특정 기능은 출생 시 다른 기능보다 더 발전해야 한다. 예를 들어 신경 시스템은 태어날 때 거의 완전히 발달되었지만 사지는 그렇지 않다.

	아기	성인
눈 레벨	얼굴의 60% 길이	얼굴의 50%
얼굴뼈(안면골)	얼굴의 50%	얼굴의 68%
머리	키의 25%	키의 13%
키의 중간점/무게 중심	배꼽	치골
다리	키의 33%	키의 50%
팔(손가락 끝에서 어깨까지)	키의 40%	키의 40%

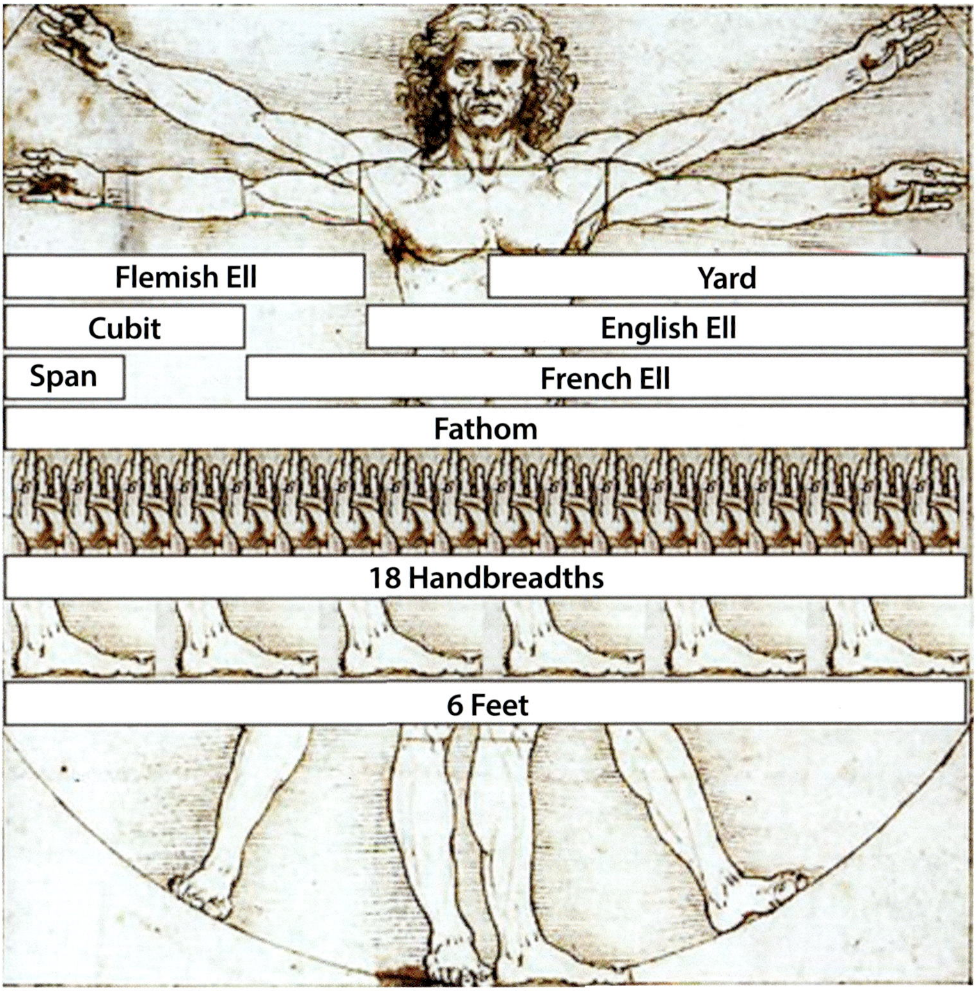
Flemish Ell
Yard
Cubit
English Ell
Span
French Ell
Fathom
18 Handbreadths
6 Feet

복부 전방 피부분절

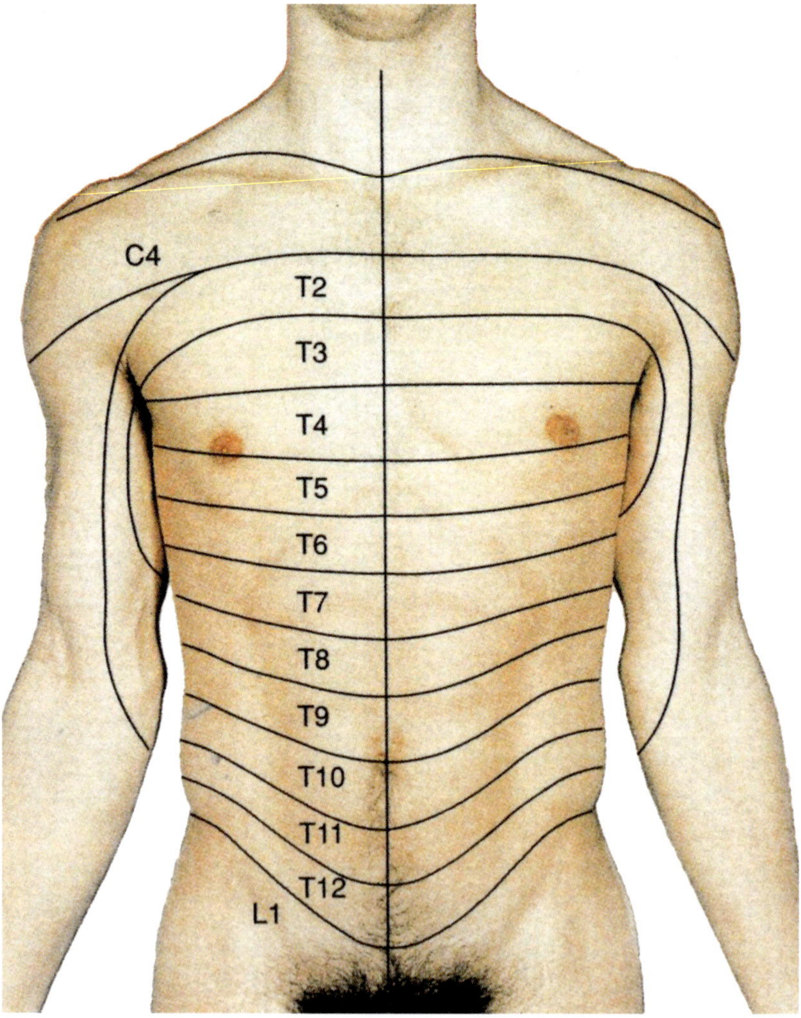

복부 후방 피부분절

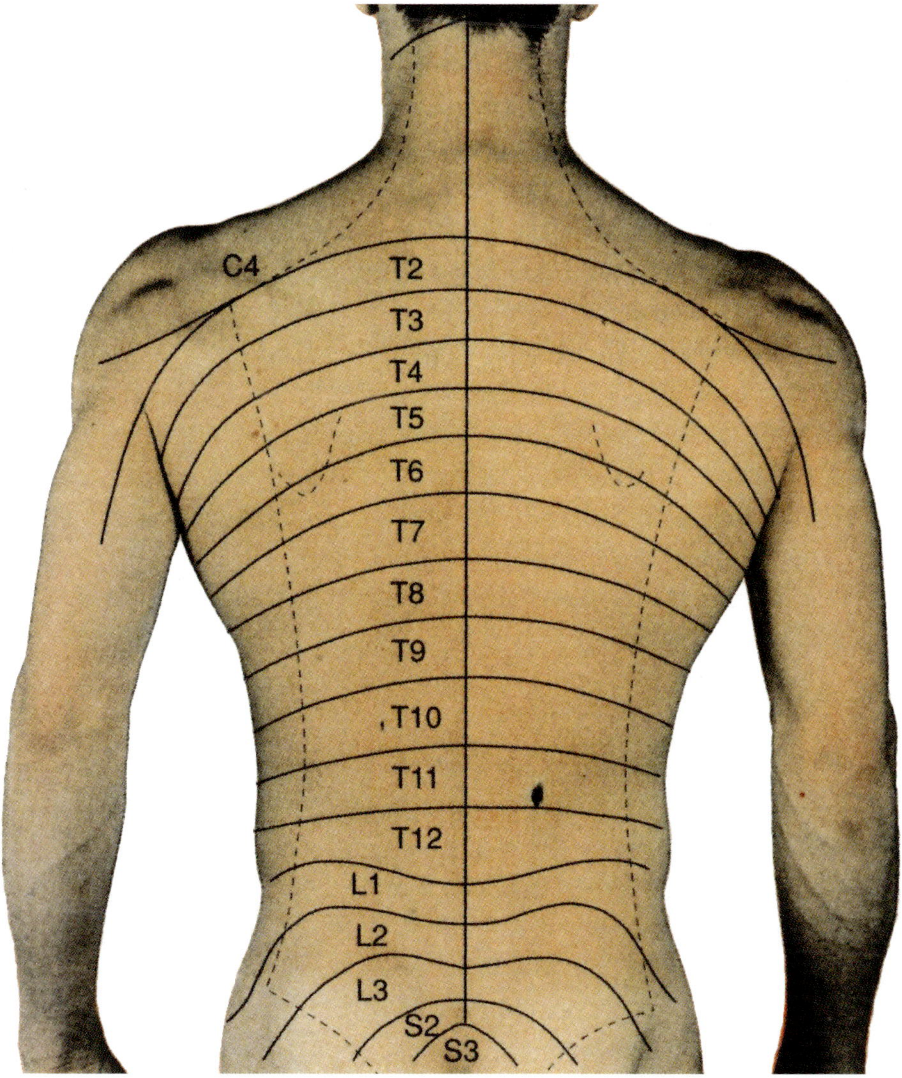

전방 복벽 Anterior abdominal wall
근육과 뼈

뼈와 근육을 보여주는 복부 정면도

1 흉골(sternum)

2 검상돌기(xiphoid process)

3 세 번째 늑간(3rd ICS)

4–9 4~9번째 늑골(4th – 9th ribs)

10 늑골 가장자리(costal margin)

11 첫 번째 건의 종지점(1st intertendinous insertio) (17)

12 두 번째 건의 분절(2nd intertendinous segment) – 양 측면에 3–4 사이에 있음(17)

13 백색선(linea alba)

14 반달선(linea semilunaris) L = 왼쪽 R = 오른쪽

15 요방형근(quadratus lumborum)

16 서혜인대(Inguinal ligament)

17 복직근(rectus abdominus)

18 장골결절(iliac tubercle)

19 장골릉(iliac crest)

20 전상장골극(ASIS)

21 치골결합(pubic symphysis)

22 치골결절(pubic tubercle)

23 치골체(body of pubis)

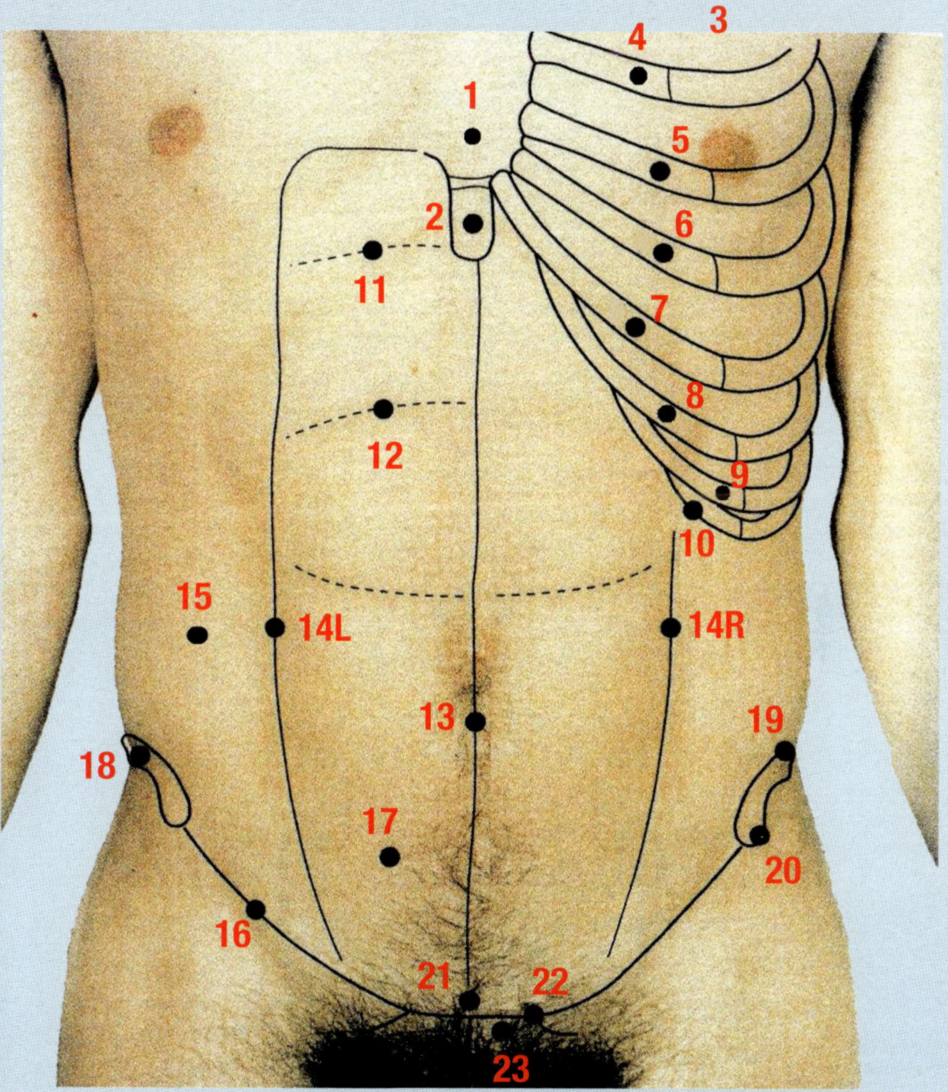
1
2
3
4
5
6
7
8
9
10
11
12
13
14L
14R
15
16
17
18
19
20
21
22
23

복벽 Abdominal wall

소화기 계통의 투영도

소화기 계통의 투영을 보여주는 복부 정면도

1 검상흉골(xiphisternum)

2 식도(oesophagus) – 중간선의 좌측 T10에서 복부로 들어 감.

3 비장(spleen)

4 위의 기저부(fundus of the stomach) – 위가 상복부를 가득 채우고 흉곽에 의해 부분적으로 덮혀 있으며 다양한 크기로 나타남.

5 늑연골 경계면(costochondral border)

6 유문동(pyloris antrum) – 유문 괄약근까지

7 십이지장(duodenum) – 첫 번째 부분 – L1의 간 만곡부 근처에서 횡유문면(transpyloric plane) 아래의 중간선 우측에서 시작

8 하행 십이지장(descending duodenum) – 두 번째 부분

9 수평 십이지장(horizontal duodenum) – 세 번째 부분

10 십이지장 만곡부(duodenojejenal flexure) – 중간선 T12의 늑골 하면(subcostal plane)

11 말단회장(terminal ileum) – 우측 장골와에 존재

12 충수(appendix) – ASIS에서 배꼽까지의 선상에서 2/3지점

13 맹장(caecum) – 우측 장골와에 가까이 있으며, 충수와 밀접한 연관성을 가지고 있음

14 상행결장(ascending colon) – 후복막 구조

15 횡행결장(transverse colon) – 장간막에 부착

16 비장만곡부(splenic flexure)

17 하행결장(descending colon) – 복막 구조

18 S상결장(sigmoid colon)

19 장골결절(iliac tubercle)

20 전상장골극(ASIS)

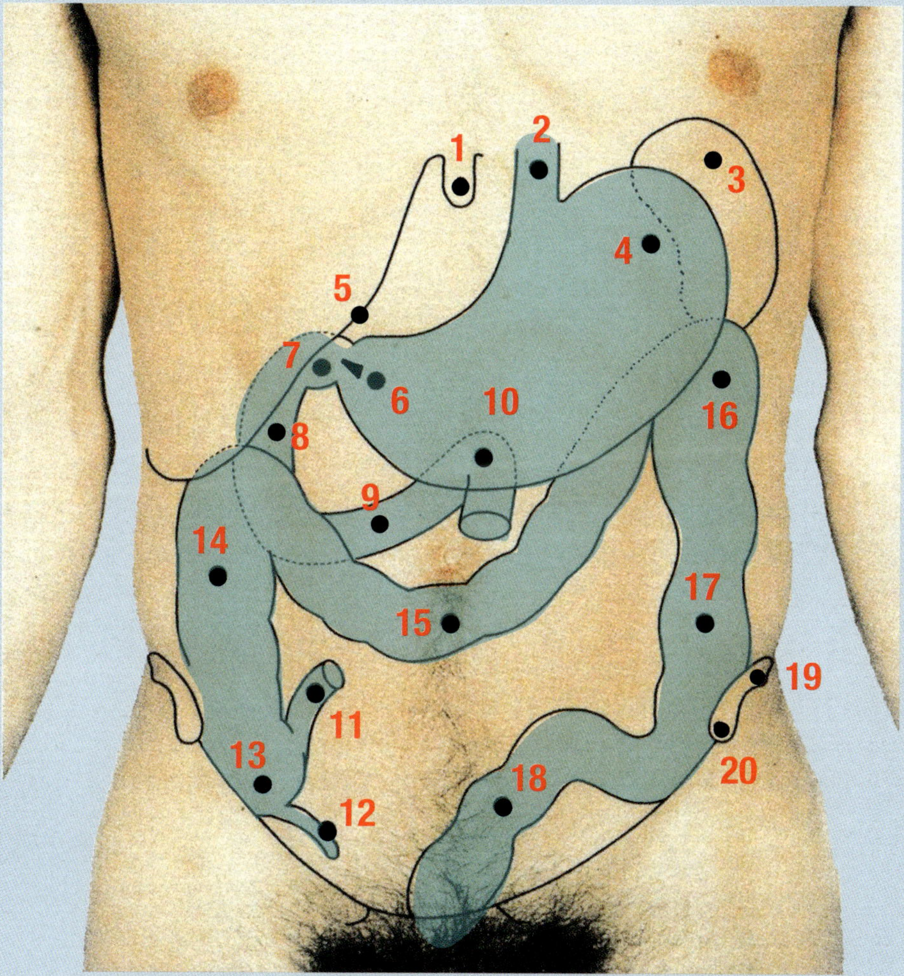
1
2
3
4
5
7
6
10
16
8
9
14
17
15
19
11
13
20
18
12

복벽 Abdominal wall

비 소화기 구조의 투영도

간을 보여주는 복부 정면도

췌장 및 비장

1 간(liver) - 상복부를 가로질러 오른쪽 늑하부를 채우고 늑연골에서 네 번째 늑간 위에 위치

2 담낭(gall bladder) - 늑연골과 쇄골 정중선이 교차하는 위치

3 비장(spleen) - 후복벽 늑골 9–11

4 췌장(pancreas) - 몸(body) - 위가 상복부를 가득 채우고 흉곽에 의해 부분적으로 덮혀 있으며 다양한 크기로 나타남

5 췌장 - 꼬리(tail) - 비장의 제(hilum)에 위치

6 췌장 - 머리(head) - 십이지장의 "C"에 위치

7 십이지장(duodenum) -

8 대동맥 분기점(aortic bifurcation) - 전방은 배꼽에 - 후방은 L4에 위치

9 하대정맥(IVC) - 대동맥 우측의 중간선상 - L5

10 외부장골동맥(external iliac artery) - 서혜 중앙선상에서 서혜인대 상부에 위치

11 대퇴동맥(femoral artery) - 서혜인대 하부에 위치

12 서혜인대(inguinal ligament)

13 전상장골극(ASIS)

14 장골결절(iliac tubercle)

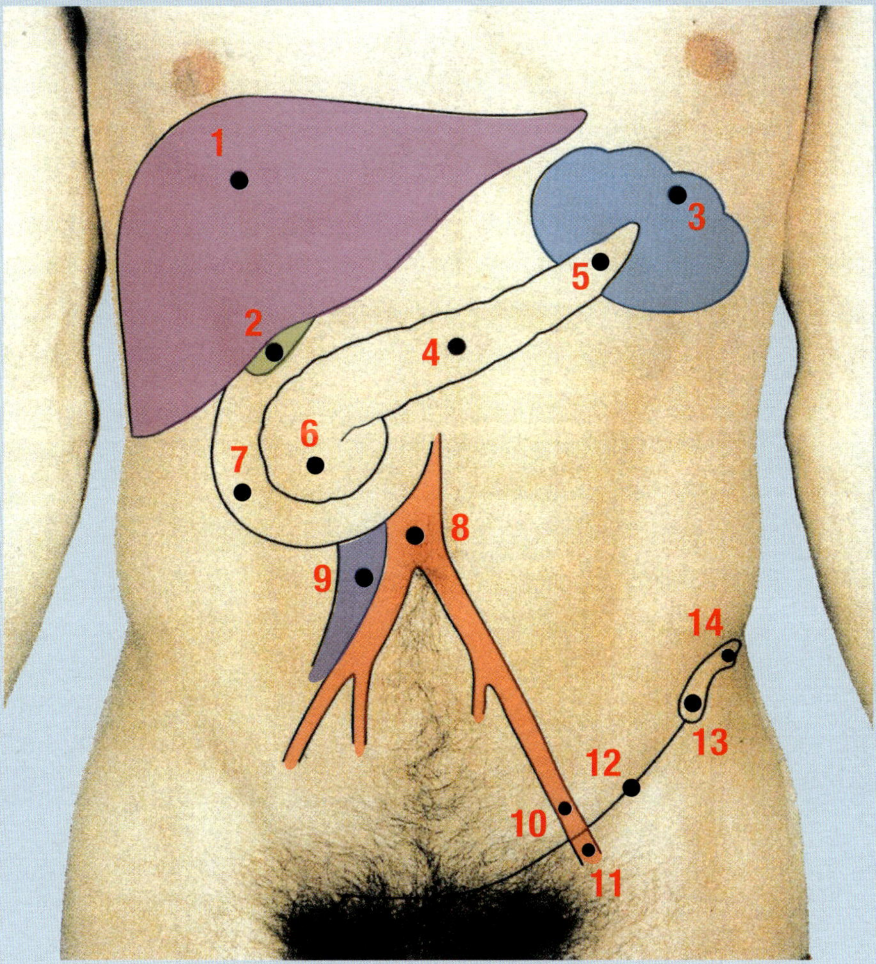
1
2
3
4
5
6
7
8
9
10
11
12
13
14

복벽 Abdominal wall
각 구역

구역을 보여주는 복부의 정면도

복부 부위를 설명하는 몇 가지 방법이 있다.

이 일반적으로 사용되는 그림은 해부학적 랜드마크를 기반으로 복부를 9개의 영역으로 나눈다.

구역들은 색깔로 분류되어 있고, 문자로 표시되어 있다.

1 검상흉골(Xiphisternum)
2 쇄골 정중선(MCL) – 쇄골을 따라 1/2의 수직선
3 횡유문면(transpyloric plane) – 검상흉골과 배꼽 사이의 중간 = L1은 유문괄약근과 십이지장의 첫 번째 부분을 통과한다.
4 늑골하면(subcostal plane) – L3 통과
5 결절간면(transtubercular plane) – L5 통과
6 서혜인대(Inguinal ligament)
7 서혜 중간지점(MIP) – 쇄골 중간선과 서혜인대 사이의 교차점
8 전상장골극(ASIS)
9 장골결절(iliac tubercle)
10 7번째 늑골(7th rib) – b = 뼈 c = 연골
11 쇄골 정중선(MCL)과 9번째 늑골이 교차하는 위치
12 늑연골(CC) – 검상흉골 주변의 늑골 하부 부위
13 배꼽(umbilicus) – 나이와 체중에 따라 다양하다. T10 피부분절

E = 상복부 – 3과 12 사이의 부위
H = 늑하부 – 쇄골 중간선 3과 4 사이의 부위 L = 왼쪽 & R=오른쪽
I = 장골영역 – 쇄골 중간선과 6 사이의 부위 L = 왼쪽 & R = 오른쪽
L = 요추영역 – 쇄골 중간선과 4 & 5 사이의 부위 L = 왼쪽 & R = 오른쪽
P = 골반영역 일명 치골상부 영역 – 6 위, 5 아래 부위
U = 배꼽영역 – 쇄골 중간선과 4와 5 사이의 부위

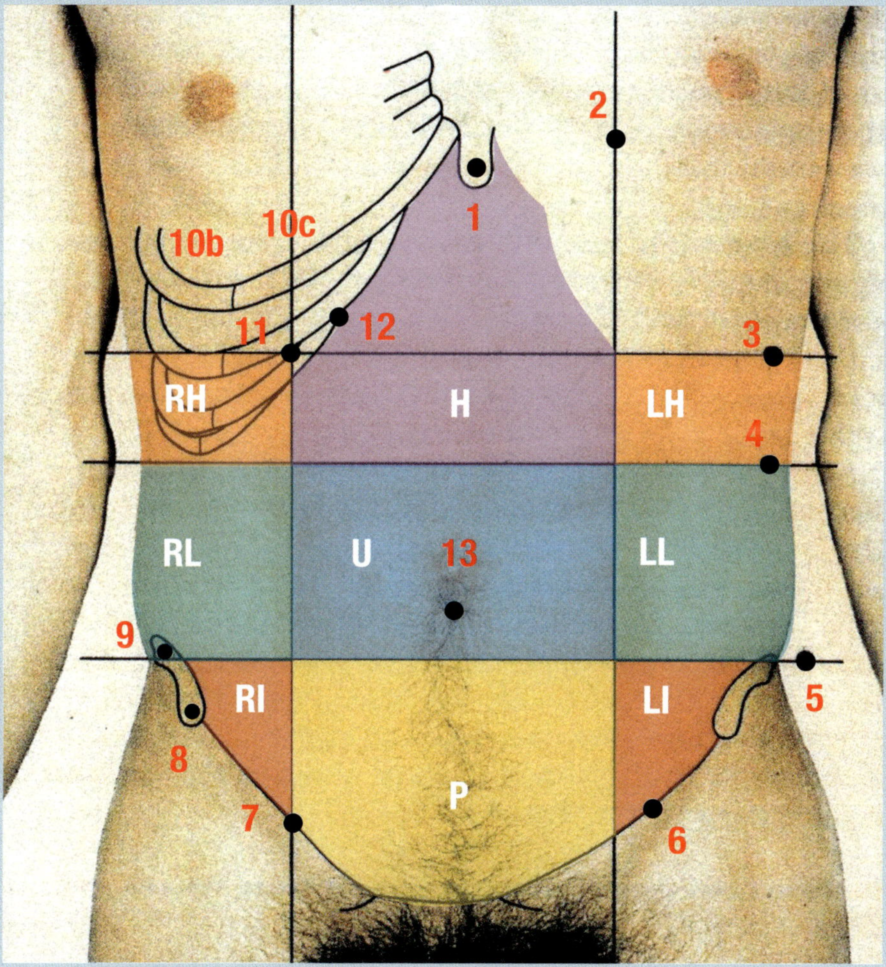
2
1
10b
10c
11
12
3
RH
H
LH
4
RL
U
13
LL
9
5
RI
LI
8
P
7
6

복벽 Abdominal wall

절개 Incision

복부의 전방 view에서 절개로 인한 상처와 그 가능한 원인을 찾아 볼 수 있다.

1 중간선(midline)midline – 상부 소화기 트랙을 위한 어프로치
2 꼭대기(roof top) – 부신과 신장을 위한 어프로치
3 신장(renal) – 좀 더 후방 부위에 존재
4 횡단면(transverse) – 유문괄약근/위십이지장 접합부의 어프로치를 위함
5 복강경 포인터(laparoscopic point) – 복부와 골반에 접근하기 위함
6 복막도관 삽입부(peritoneal catheter insertion)
7 상부치골(suprapubic) = 파낸슈틸절개(Pfannenstiel) – 방광 자궁 & 자궁절개 분만을 위한 어프로치
8 우측 장골와(RIF) – 충수를 위한 어프로치
9 하부늑골(subcostal) – 담낭과 간을 위한 어프로치
10 중앙 주변선(paramedian) – 서혜부 중간에서 서혜인대의 상부
11 간 생검을 위한 접근(access pt for liver biopsy) – 액와선상의 7th 늑간

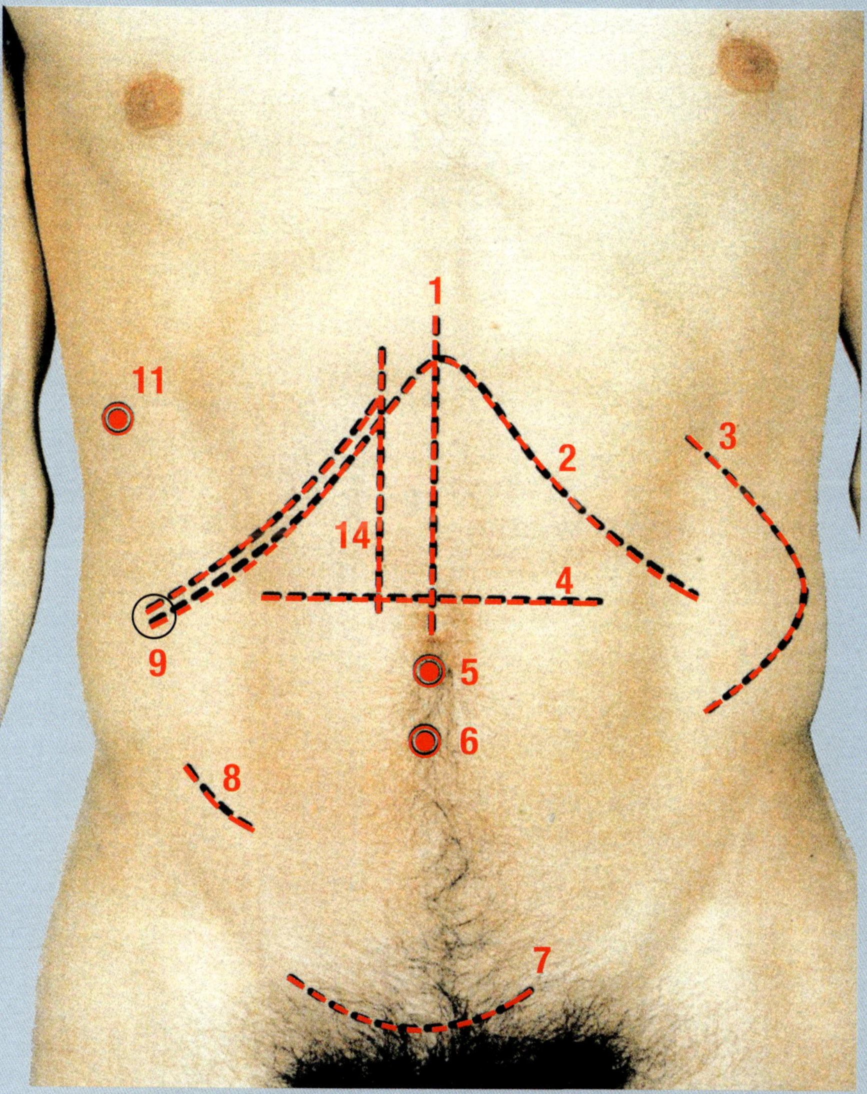
1
11
3
2
14
4
9
5
6
8
7

발목 Ankle - 건 & 지지대

외측 & 내측 view

발의 건을 제시

손과 손목에서와 같이, 발의 근육은 하퇴에까지 걸쳐져 있으며, 건은 집(sheath)으로 싸여져 있고, 지지대(retinacula–강한 섬유성 밴드)에 의해 보호되어 있다.

- 1 **장무지신근(Ext. Hallicus longus)**
- 2a **전경골근(Tibialis ant.)**
- 2p **후경골근(Tibialis post.)**
- 3 **장지신근(Ext Digitorum longus)**
- 4b **단비골근(Peroneus brevis)**
- 4L **장비골근(Peroneus longus)**
- 4t **제삼비골근(Peroneus tertius)**
- 5 **장무지굴근(Flexor Hallicus longus)**
- 6 **장지굴근(Flexor Digitorum longus)**
- 7 **상신전지지대(superior ext retinaculum)**
- 8 **하신전지지대(inferior ext. retinaculum) I = 하 / U = 상**
- 9 **굴곡지지대(flexor retinaculum) I = 하 / U = 상**
- 10 **상지지대(superior retinaculum) (외측)**

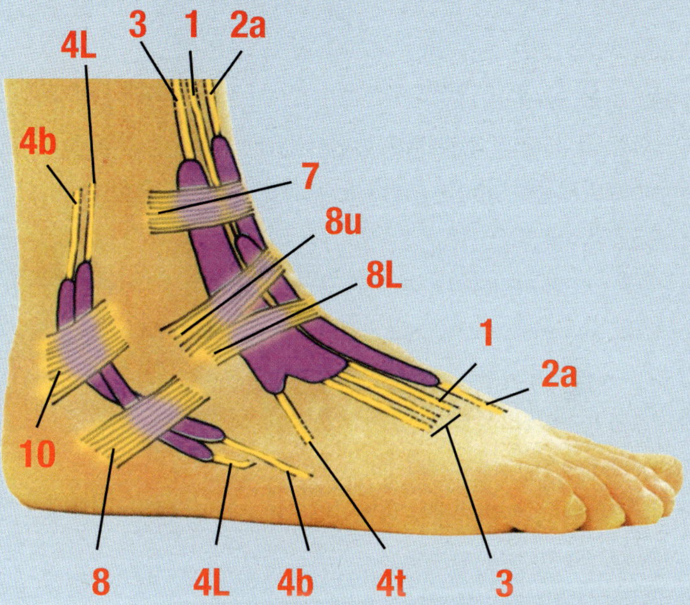
3
1
2a
4L
4b
7
8u
8L
1
2a
10
8
4L
4b
4t
3

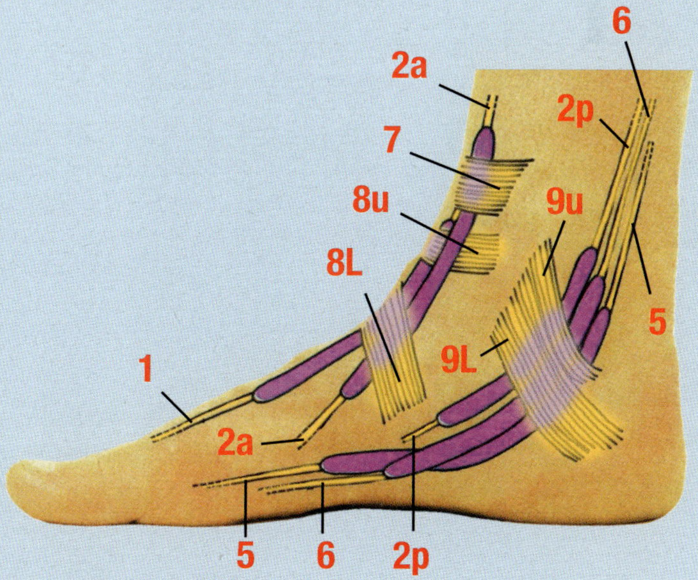
6
2a
2p
7
8u
9u
8L
5
9L
1
2a
5
6
2p

대동맥 Aorta - 복부

대동맥과 대정맥을 나타내고 있는 복부의 전방 투영도

1 대동맥 아치(aortic arch)

2 하행(descending) / 흉동맥(thoracic aorta) - 늑간동맥에 혈액 공급

3 대동맥이 흉부를 벗어나는 곳에서는 복강대동맥으로 형성 - T12
복부대동맥의 시작

4 신장동맥(renal arteries) L = 왼쪽, R = 오른쪽(좀 더 아래에 위치)

I 횡유문면(transpyloric plane) - 검상흉골과 배꼽의 중간지점 = L1/2

5 상장간막동맥(superior mesenteric artery)

6 생식샘(gonadal) L = 왼쪽, R = 오른쪽(좀 더 아래에 위치)

II 하늑골면(subcostal plane) - L3 통과

7 하장간막동맥(inferior mesenteric artery)

III 장골릉간 면(intercrestal plane) = 대동맥이 갈라지는 L4 지역 &..

8 장골동맥 형성(formation of the Iliac arteries)

IV 횡결절 면(transtubercular plane) / 결절간 면(intertubercular plane) = L5와 전하장골극 사이
....을 형성하는 지역

9 9e = 외장골동맥(external iliac artery) 9i = 내장골동맥(internal iliac)

10 복부대동맥의 길이 10cm

11 11i = 하대정맥(inferior vena cava) 11s = 상대정맥(superior vena cava)

12 RA = 우심방 벽(right atrial wall)

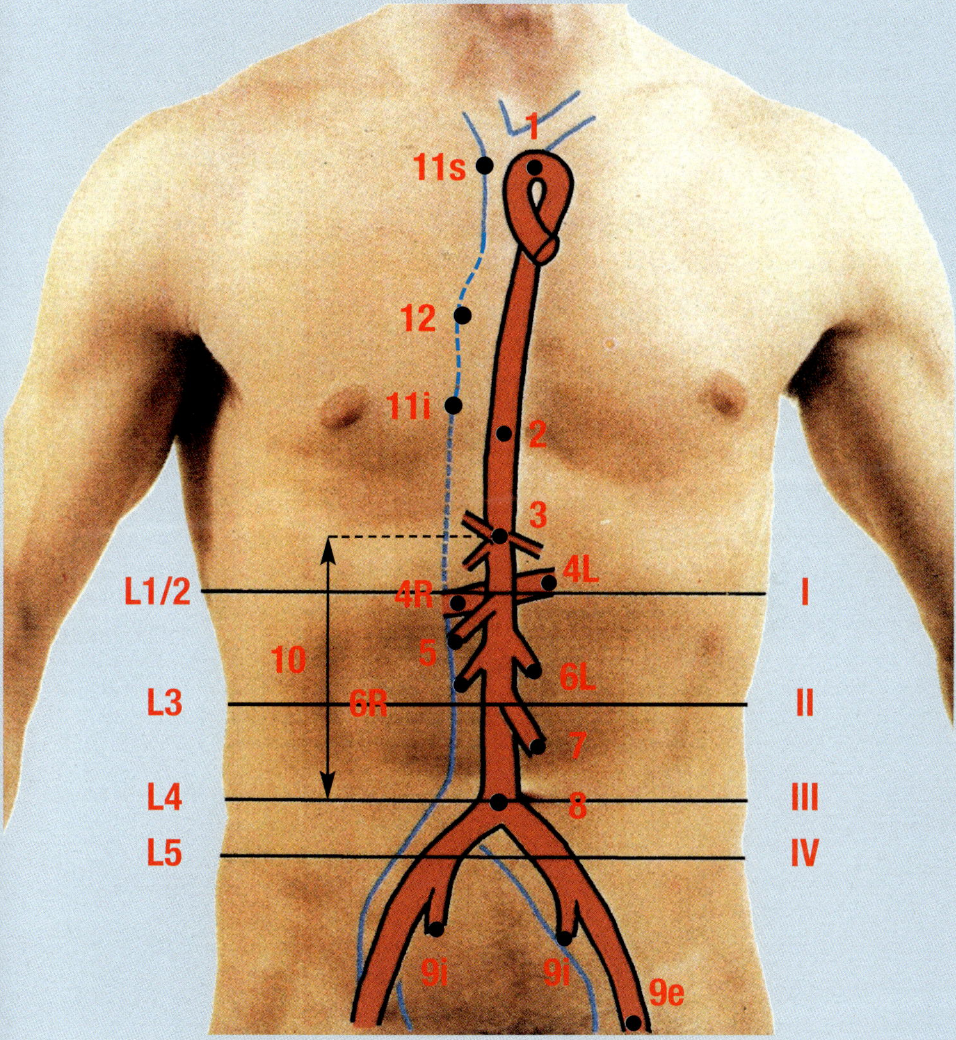
1
11s
12
11i
2
3
4L
L1/2
4R
I
10
5
6L
L3
6R
II
7
L4
8
III
L5
IV
9i
9i
9e

팔 Arm
근육

전방 view

외전 상태

내회전 상태

굴곡 상태

1 천지굴근(FDS)
2 상완요근(Brachioradialis)
3 상완이두근(Biceps)
3L 상완이두근 장두(Biceps long head)
3S 상완이두근 단두(Biceps short head) + 오훼상완근(Coracobrachialis)
4 상완삼두근(Triceps)
4L 상완삼두근 장두(Triceps long head)
4m 상완삼두근 내측두(triceps medial head)
5 상완근(Brachialis)
6 삼각근(Deltoid)
7 광배근(Latissumus dorsi)

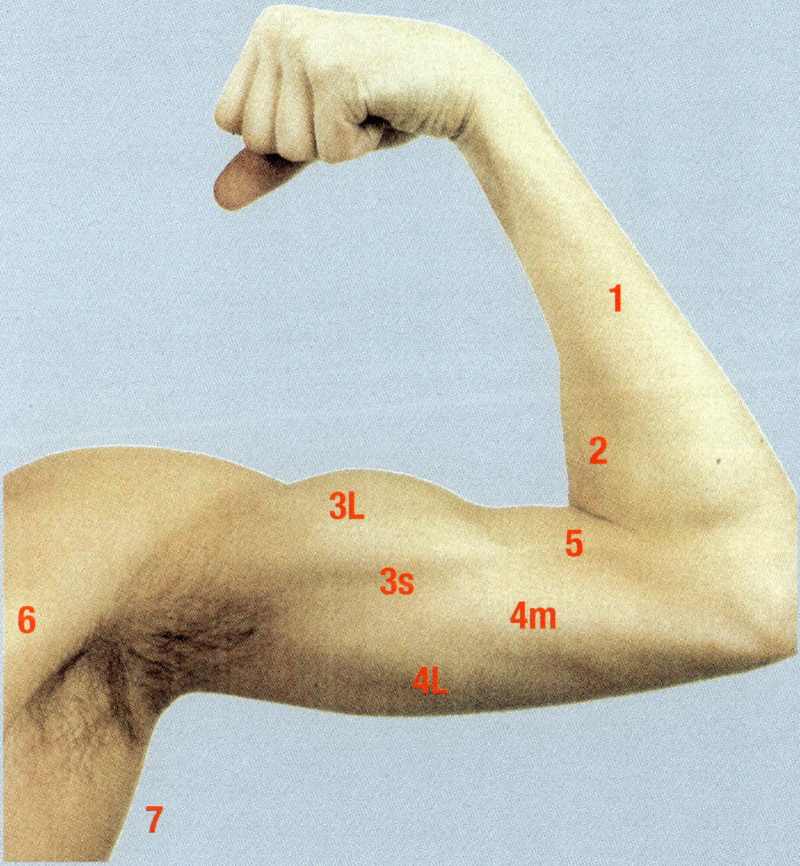
1
2
3L
5
3s
6
4m
4L
7

액와 Axilla - 상완 벽, 뼈 & 근육

측면 view 신전상태

외전 상태

상지와 유방의 림프액 배수를 위한 중요한 지역

유방이나 가슴 그리고 흉부의 다른 구조물에 대한 림프절의 붓기를 결정하기 위해 이곳을 촉진함

1 상완이두근 단두(Biceps short head) + 오훼상완근(Coracobrachialis)
2 상완삼두근(Triceps)
3 광배근의 건을 포함한 대원근
4 겨드랑이의 후방 접힌부분 = 광배근(Latissimus Dorsi)
5 액와 바닥(floor axilla) – 이곳 깊숙한 곳에 상완신경총과 상완혈관 존재
6 겨드랑이의 전방 접힌부분 = 대흉근(Pectoralis major)
7 쇄골(Clavicle)
8 상완이두근과 삼두근을 가르는 근육 중격
9 상완골(Humerus)
10 견갑골(Scapula)
11 액와 바닥과 상완신경총이 있는 깊숙한 곳에 전거근 존재

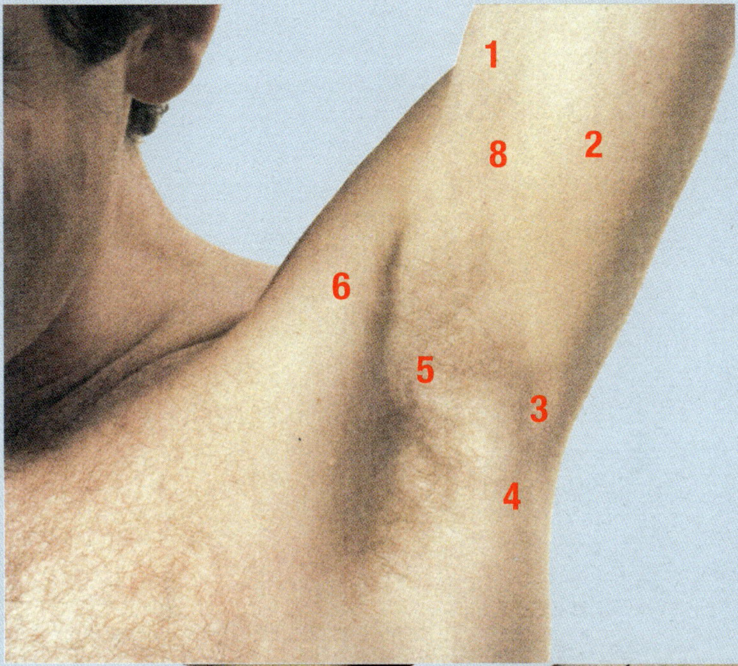
1
8
2
6
5
3
4

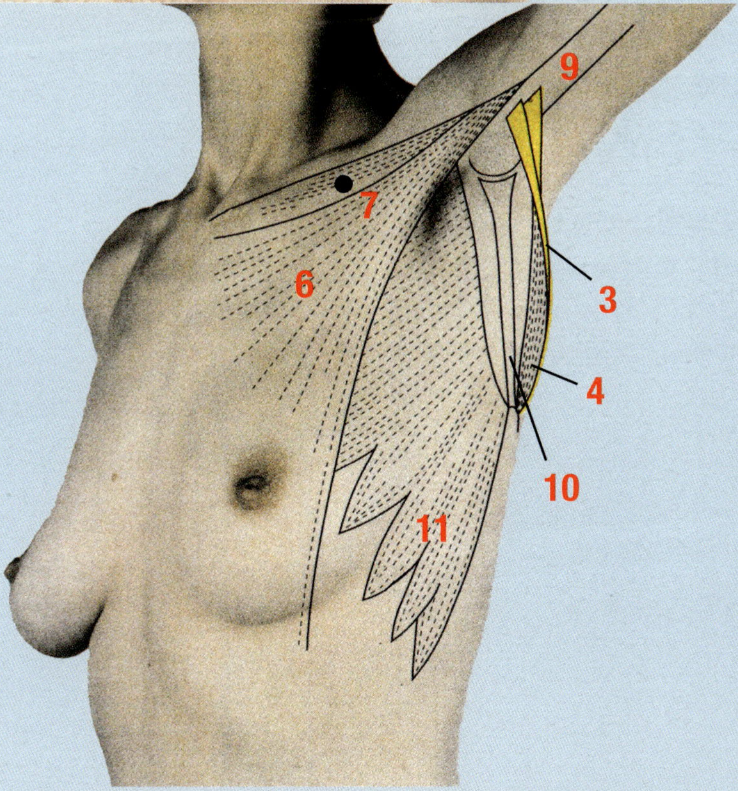
9
7
6
3
4
10
11

액와 Axilla - 상완 림프절

전방-측면 view -

신전 상태 -

외전 상태

외회전 상태

림프절 그룹의 이름 호칭에는 여러 다른 몇 가지의 방법이 있다. 여기에는 겨드랑이 위치 여부에 따라 이름이 정해진다. 림프절의 모든 그룹들이 유방 검사에서 서로 연결되어 있고 또한 촉진된다. 림프절은 유방, 상지 그리고 가슴 전방 특히, Virchow's group(6)을 배수하고, 흉부에서 침묵의 암의 첫 신호가 될 수 있다.

1 **쇄골(Clavicle)**
2 **대흉근(Pectoralis Major m)**
3 **전거근(Serratus Anterior m)**
4 **겨드랑이의 후방 접힌부분 = 광배근의 건(tendon of Latissimus Dorsi m)**
5 **겨드랑이의 전방 접힌부분 = 대흉근(Pectoralis Major m)**
6 **림프절의 정점 - Virchow's node - 암의 신호로 사용되고 있음**
7 **전방 림프절(anterior nodes) / 가슴 림프절(pectoral node)**
8 **내측 림프절(medial nodes)**
9 **후방 림프절(posterior nodes)**
10 **외측 림프절(lateral nodes)**
10 **+9+8+7 이 모두가 이 그림에는 나타나 있지 않지만 가장 높은 림프절 정점에 배수**

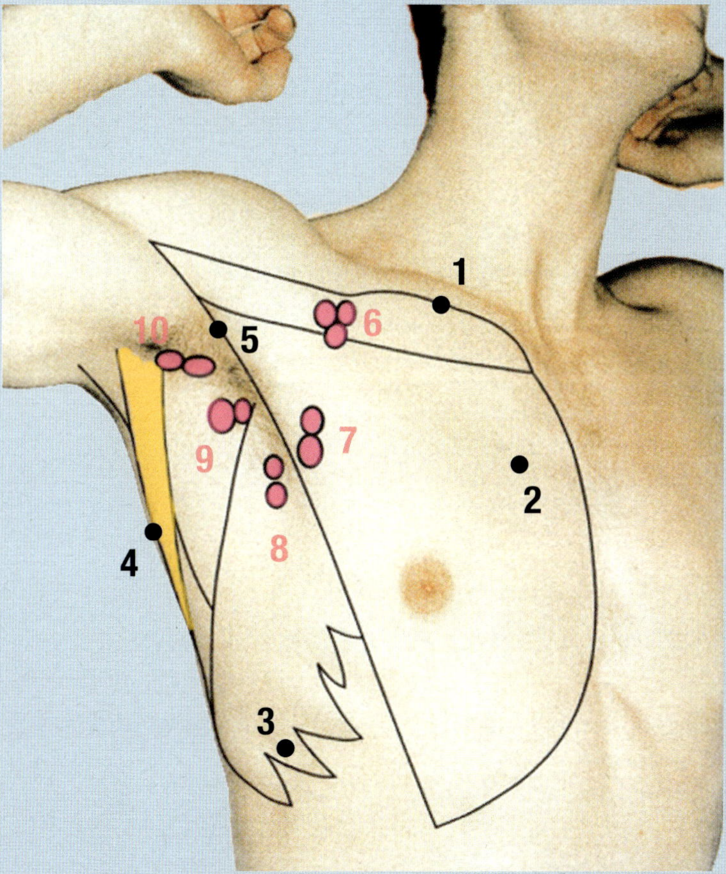
1
2
3
4
5
6
7
8
9
10

등 하부 Back lower = 몸통 = 후방 복부 벽 - 신장, 늑골, 척주

몸통의 후방 view = 등 하부

후복막 주변 장기와 척주 접근에 관한 도해

1 폐 조직의 한계점(limit of lung tissue)

2 늑막의 한계점(limit of pleura)

3 10th 늑골(10th rib) (적어도 두 개 척추 분절 아래로 움직이는 점에 주목)

4 장골릉간면(intercrestal plane) – 장골릉을 가로지르면서 L4를 관통
(때론 요추천자 자리인 L3과 L4 11)

4s L4의 극돌기(spine of L4)

5 요로, 척추 2 cm 외측에 위치

6 전하장골극(PIIS)

7 천골(Sacrum)

8 장골릉(iliac crest)

9 절개 위치, L = 요절개(lumbotomy) (신장과 부신 노출을 위한)
n = 신절제(nephrectmy)

10 비장(spleen)

11 요추천자 자리 L2/3 혹은 L3/4*

12 부신샘(adrenal glands) = 콩팥위샘(suprarenal glands)

*요추천자를 위한 자세는 척추를 굽혀 옆으로 누운 자세이다(옆으로 말아 누운 자세).

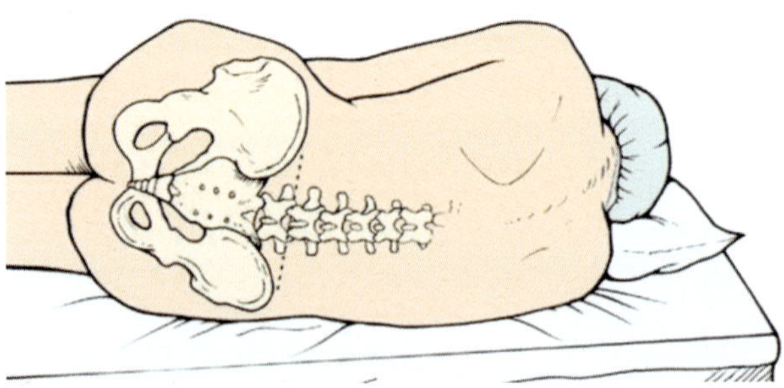

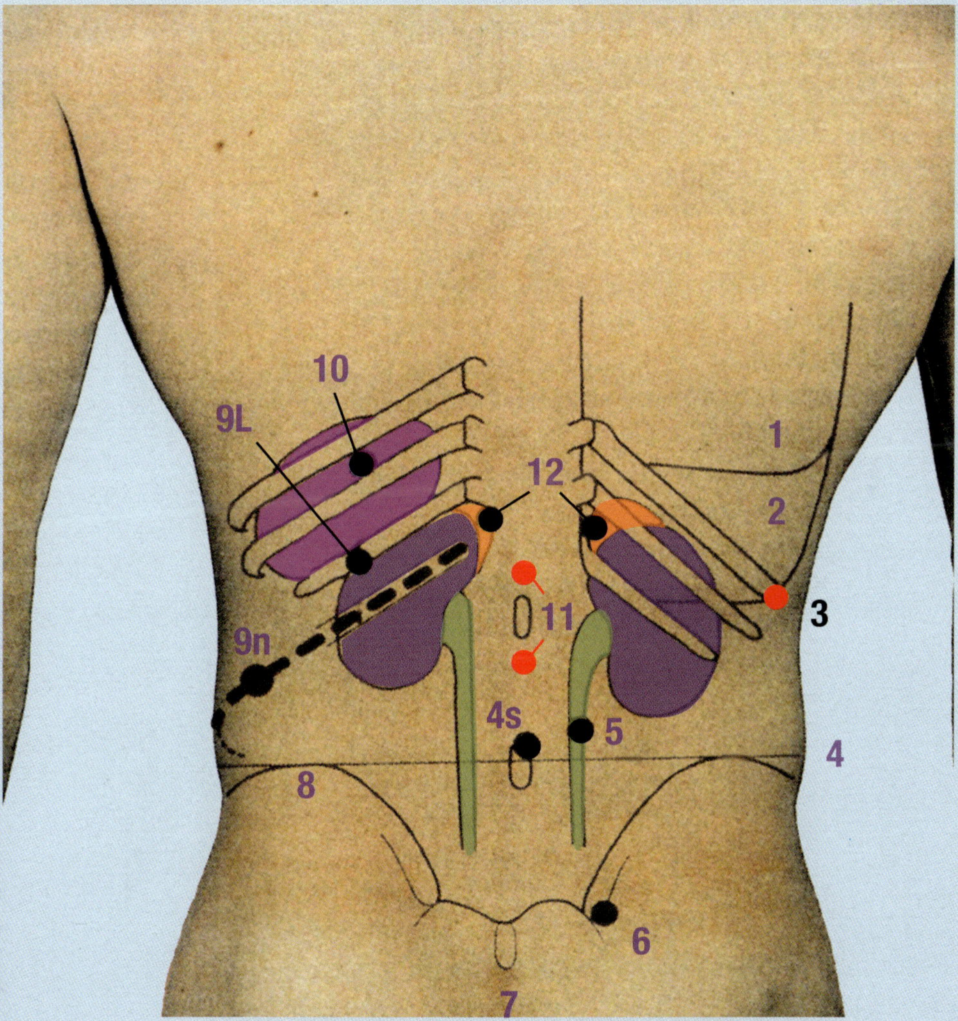
10
9L
12
1
2
3
11
9n
4s
5
4
8
6
7

유방 Breast - 여성

전방 view / 신전 상태 / 외전 상태

동맥 공급

유방에 공급하는 동맥의 혈액 공급은 세 개의 주요 근원지가 있는데, 이 혈관들은 유륜하 지역이나 유두 아래에서 합류하며 그 표면에는 정맥혈배류(venous drainage)가 있다.

1 **견봉흉부동맥**(acromiothoracic artery)
2 **액와동맥**(axillary artery) – **외측흉부가지**(lateral thoracic branches)
3 **내흉부동맥**(internal thoracic artery) – **전관통가지**(anterior perforating branches)

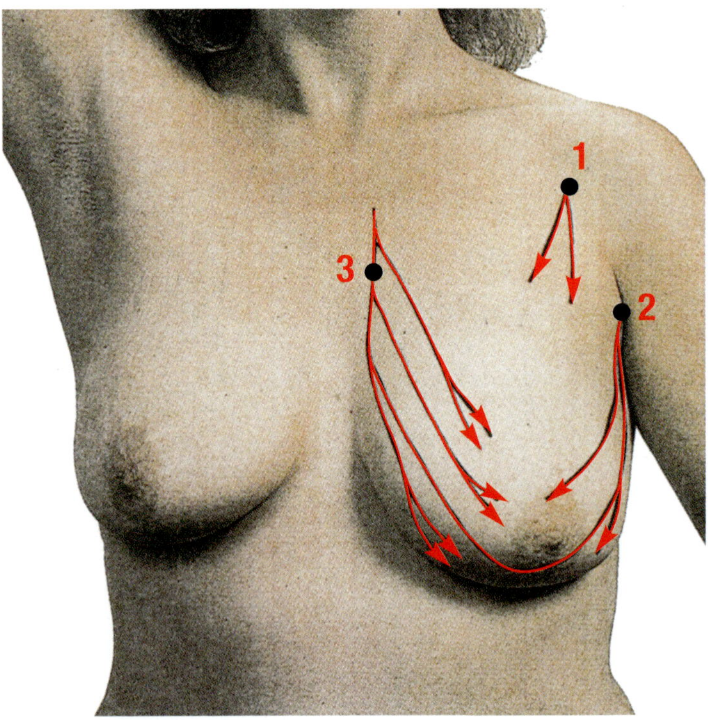

림프 & 정맥 배수

유방의 림프 배수는 주로 정맥배수(venous drainage)(**9**)와 함께 가슴 절(pectoral nodes)(**8**)을 통해 겨드랑이로 이동하지만, 특히 주요 경로가 막히는 경우 – 림프 배수도 반대쪽(**6**)으로 갈 수 있는데, 서혜림프절(inguinal lymph nodes)(**7**)로도 간다.

4 상쇄골림프절(supraclavicular nodes)
5 내흉부동맥과 정맥을 따라 있는 림프절
6 반대편 내흉부혈관을 따라 있는 림프절
7 복부와 서혜부 영역에 있는 림프
8 흉부림프절(supraclavicular nodes)
9 중앙 / 액와 그리고 정점림프절

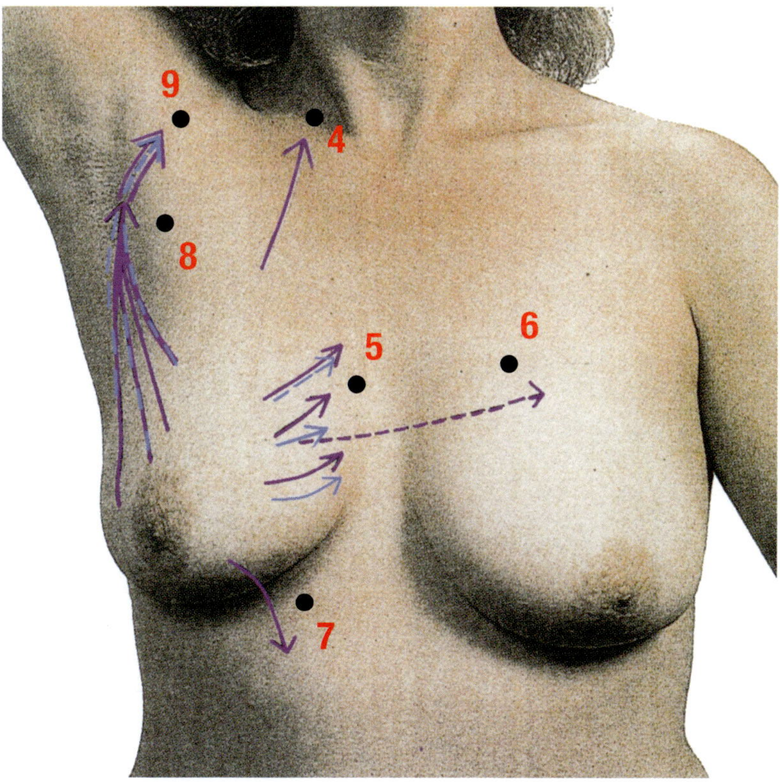

흉벽 Chest wall

대혈관

흉곽과 함께 흉벽에 있는 대혈관을 나타낸 전방 투영도

1–6 늑골(ribs)
7 상대정맥(SVC)
8 상완두정맥 트렁크 L & R(brachiocephalic venous trunks L & R)
9 무명동맥(inominate artery) = 상완두동맥(brachiocephalic)
10 L 총경동맥(common carotid)
11 L 쇄골하동맥(subclavian artery)
12 폐동맥 트렁크(pulmonary trunk)
13 상행대동맥과 아치(ascending aorta and arch)
14 하대정맥(IVC)

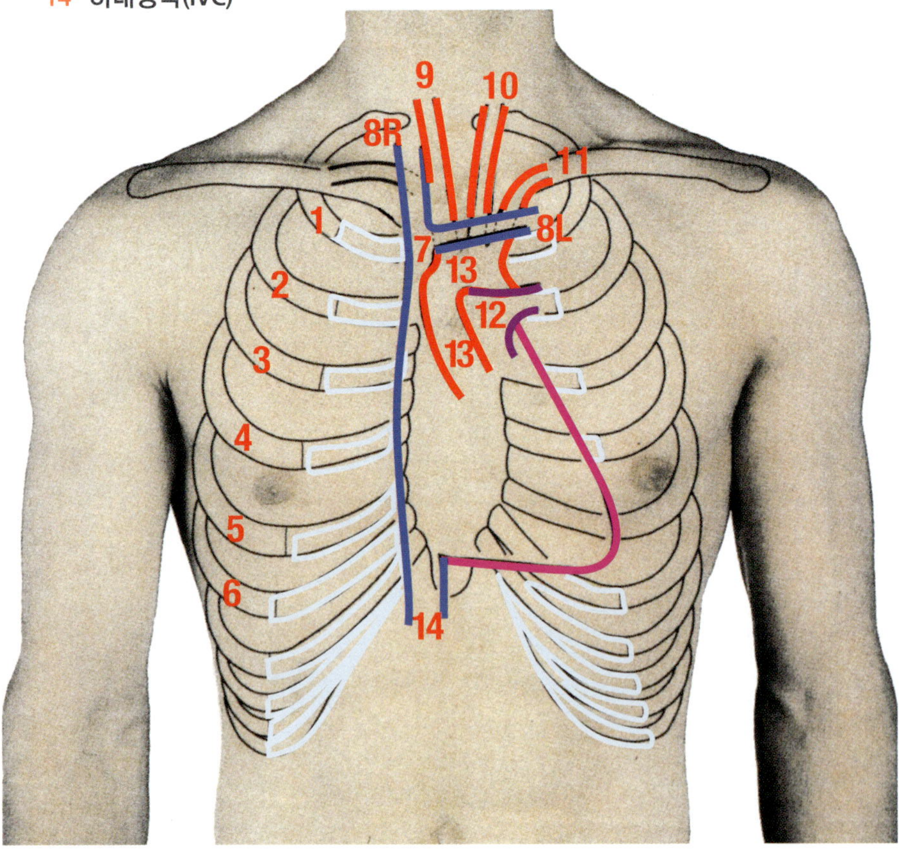

흉벽 Chest wall

심장

흉곽과 함께 흉벽에 있는 심장과 그 심실을 나타낸 전방 투영도

- 1–6 늑골(ribs) 1 – 6
- 7 대동맥 아치(aortic arch)
- 8 심이(auricle) L & R
- 9 우심방(R atrium)
- 10 관상구(coronary sulcus)
- 11 심실(ventricle) L & R
- 12 전방 심방심실구(AV sulcus anterior)
- 13 정점(apex)

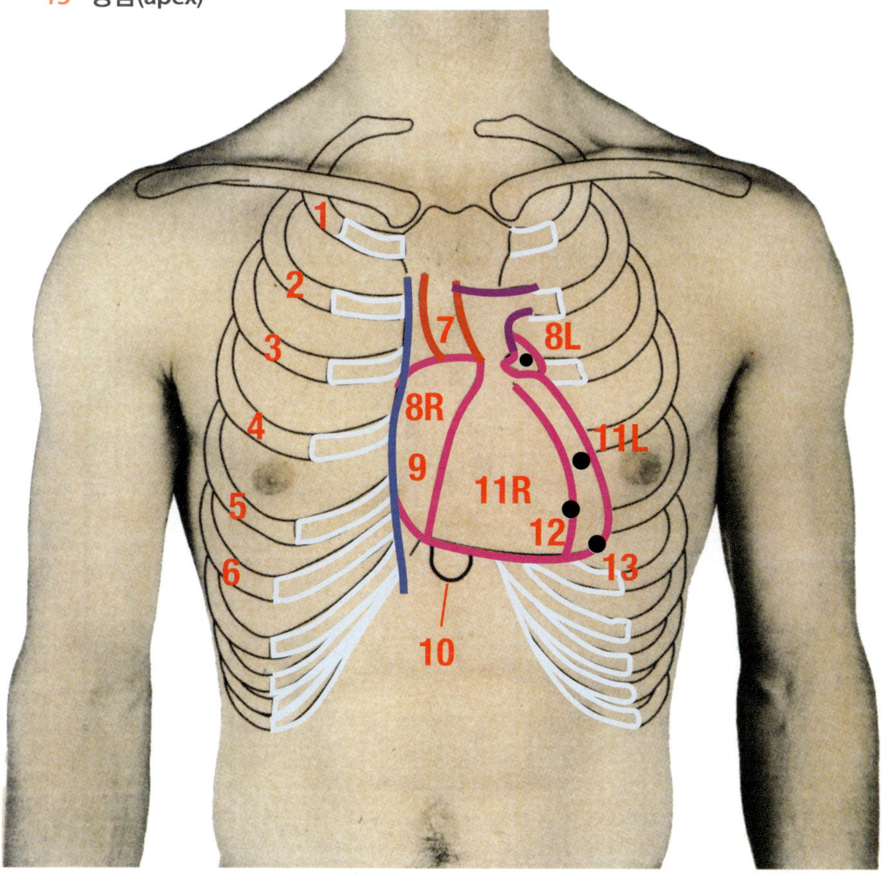

흉벽 Chest wall

심장 판막 & 심장음

흉곽과 함께 흉벽에 있는 심장판막과 대동맥의 청진을 위한 자리를 나타낸 전방 투영도

1–6 늑골(ribs) 1–6

A 청진을 위한 자리

V 심장판막 자리(site of valve)

a = 대동맥판막(aortic valve)

m = 승모판막(mitral valve)

p = 폐동맥판막(pulmonary valve)

t = 삼첨판막(tricuspid valve)

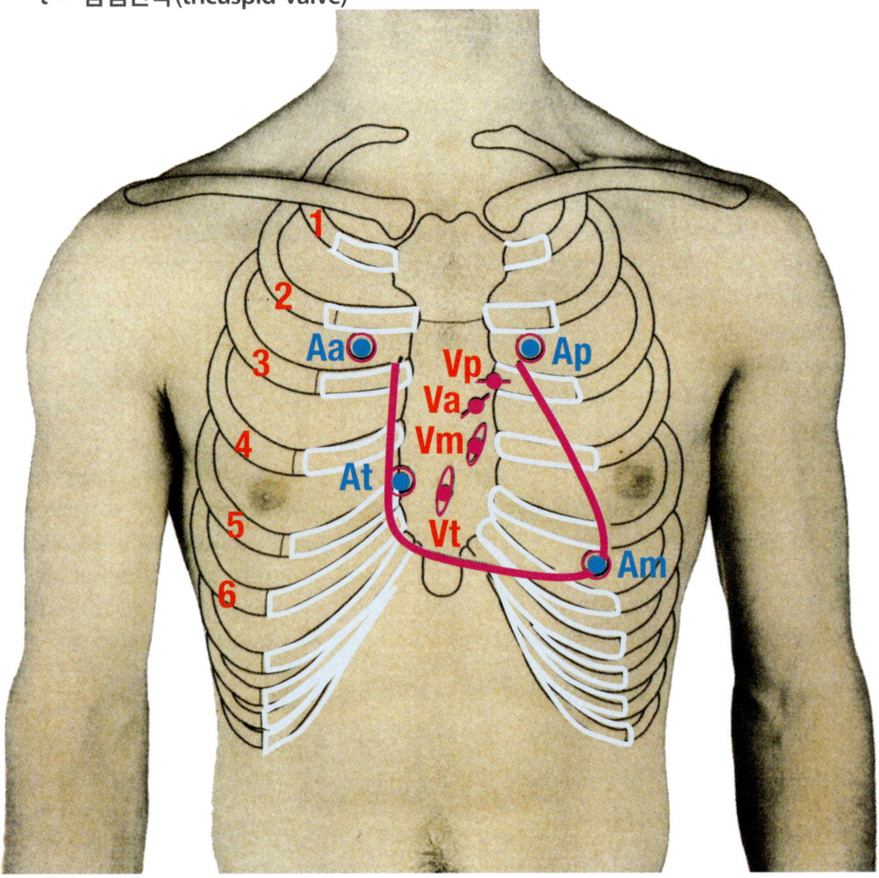

흉벽 Chest wall

절개 Incision

절개에 의한 흉터와 그 가능한 원인을 나타낸 투영도

1 중간선(midline) – 종격(mediastinum)을 위한 어프로치
2 심실을 찾기 위한 접근 포인터 – 심실을 위한 어프로치
3 심장막강(pericardial cavity)
4 후방외측 개흉술(thoracotomy) – 4th 늑골 바닥을 통한 어프로치
5 후방외측 개흉술(thoracotomy) – 5th 늑골 바닥을 통한 어프로치
6 흉막 색(pleural sac)에 카데터(catheter) 삽입 – 배수를 위한
7 흉복부절개(thoracoabdominal incision)

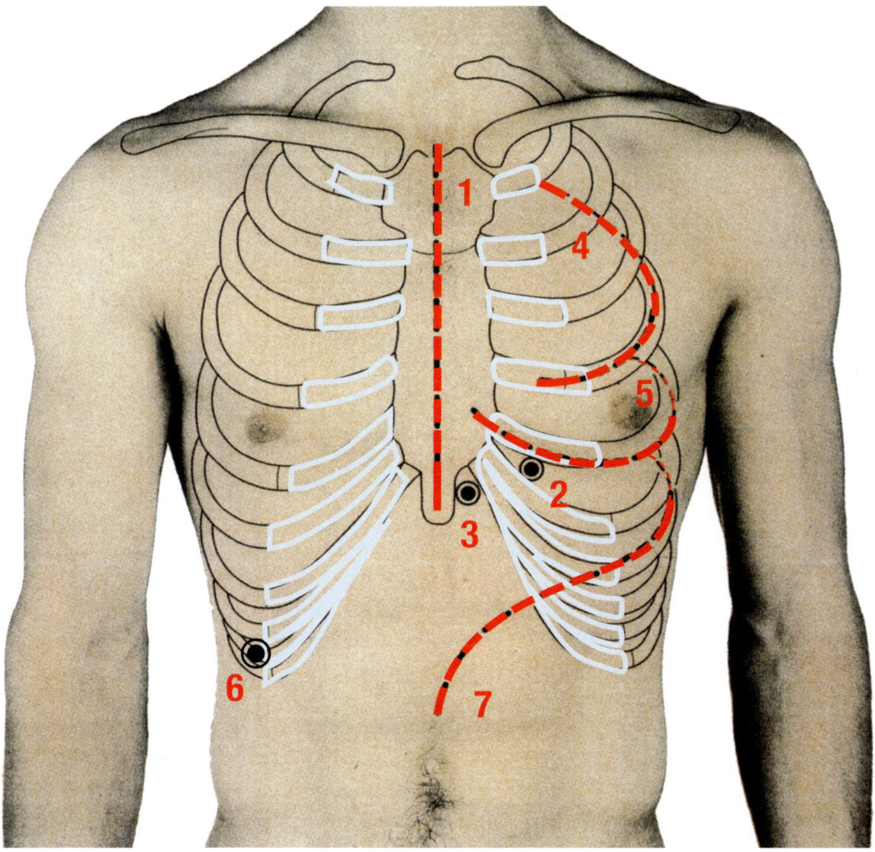

흉벽 Chest wall
폐 & 흉막

폐와 흉막 색(sac)의 마킹을 나타내고 있는 가슴의 전방 view

폐가 전방에서는 늑골 위에 나와 있고, 흉막과 폐 사이에 전후방에 있어 큰 차이가 있음에 주목.

오른쪽 폐에는 세 개의 엽(lobe) – 부가적인 구(fissure)가 존재

왼쪽에는 두 개의 엽(lobe) – 심장 절흔 존재

1 **병골(Manubrium) – 1th 늑골 및 쇄골과 관절을 형성**

2 **폐의 아웃라인(outline of lungs)**

3 **흉막벽의 아웃라인(outline of parietal pleura)**

4 **경사열(oblique fissure) – 폐 + 흉막 마킹**

5 **흉골(1+5 = 병흉골)은 늑골 2 – 6과는 개별적으로 그리고 7 – 10 늑골은 늑연골과 연결되어 안착되어 있다.**

6 **6th 늑골(rib)**

7 **늑골 7 – 10은 늑연골을 통해 흉골에 부착되어 있다.**

8 **수평열(horizontal fissure) – 오른쪽 네 번째 늑간**

9 **심장 절흔(cardiac notch) – 왼쪽 네 번째 늑간**

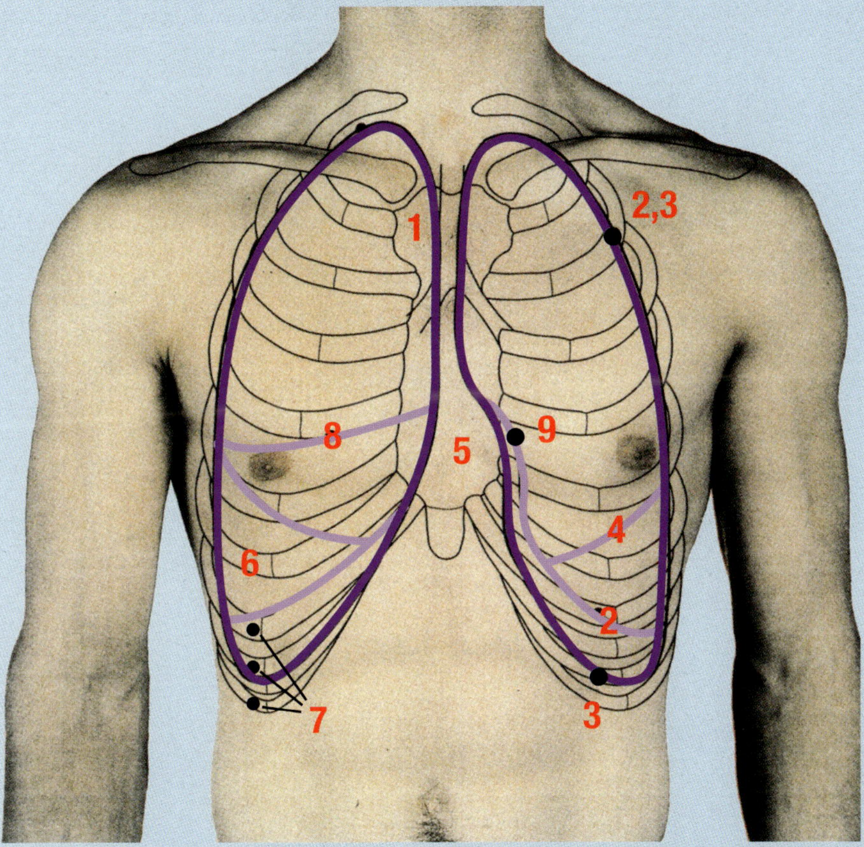
1
2,3
8
5
9
4
6
2
7
3

흉벽 Chest wall
폐 & 흉막

폐와 흉막 색(sac)의 마킹을 나타내고 있는 가슴의 후방 view

폐가 후방에서는 늑골 위로 나와 있지 않음에 주목.

1 T1 극돌기(spinous process of T1) – 늑골 1에 부착
2 폐의 아웃라인
3 흉막벽의 아웃라인
4 경사열(oblique fissure) – 폐 + 흉막 마킹
5 흉복부 절개 위치
6 6th 늑골(6th rib)
7 척추 융기부 – 정의 – 가장 현저한 극돌기(대부분 C7, 극소수 C6)
8 극돌기와 폐흉막 사이의 거리는 일반적으로 두 개 손가락, 2½㎝
9 부유늑골 11, 12(floating ribs 11,12)

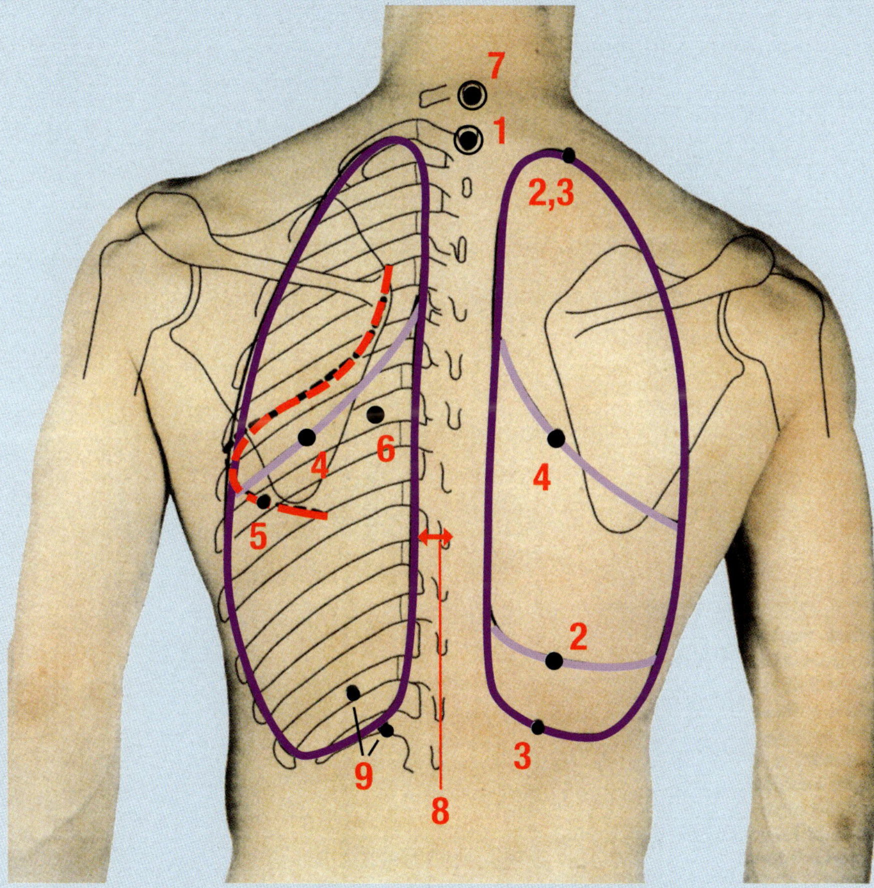
7
1
2,3
4
6
4
5
2
3
9
8

주와 Cubital fossa
뼈, 근육 및 혈관

전방 view-심부에서 표면

정맥 및 동맥혈에 접근하고, 상지에서 반사 및 근육 강도 테스트를 위한 임상적으로 중요한 영역 – 정의 – 이두근과 그 건막 그리고 공통 굴곡근의 기시점과 상완요골근 사이의 영역[팔꿈치 전방 부위의 전방와(fossa)]

1 상완골(Humerus) – 전방 표면
2 상완골 상과 I = 외측 근육 = 내측
3 상완골소두(capitulum)
4 요골골두(head of Radius)
5 이두근 조면(bicipital tuberosity)
6 척골의 구상돌기
7 상완골 활차(trochlea)
8 골간막(interosseus membrane)
9 상완이두근 a = 건막(aponeurosis)
10 상완요골근(Brachioradialis)
11 천지굴근(Flexor digitorum superficialis)
12 공통굴근 기시점(common flexor origin)
13 회내근(Pronator Teres)
14 상완근(Brachialis)
15 요골측피부정맥(cephalic vein)
16 주정중피정맥(median cubital vein)
17 척골측피정맥(basilic vein)
18 상완동맥(brachial artery)
19 척골동맥(ulnar arery)
20 요골동맥(radial artery)

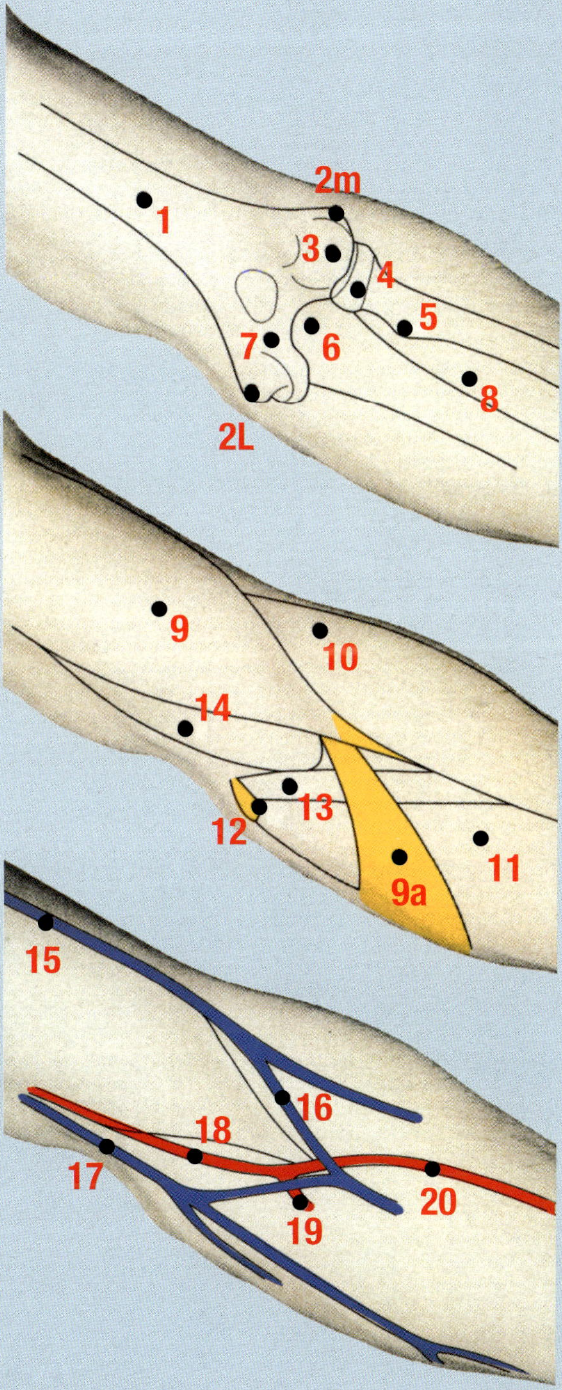
2m
1
3
4
5
7
6
8
2L
9
10
14
13
12
11
9a
15
16
18
17
20
19

횡격막 + 담즙 + 간 + 비장

전방 view

호기-흡기

횡격막(Diaphragm) = 근육과 건의 돔 형태, 흉부 & 복부로 분류, 중앙은 평편하고 L(4th 늑간 T10 – 11) > R(6th 늑골 T12) – 양쪽 모두 쇄골 중앙선 상에 존재(유두 관통)

바로 누운 자세에서 횡격막은 한 개의 늑골 위까지 올라가고, 가슴은 넓어진다.

휴식 시 호흡 – ±1 cm – 그러나 10 cm까지는 다양하게 변화 가능

부착(Attached) – 전방 – 검상병골, 늑골 가장자리
외측 – 늑골 6 – 12
후방 – L1 – 3

수축(contraction) – 돔 형태가 평편해짐 –
하대정맥이 당겨져서 열려짐
↑복압
↑코어 근력
간은 아래로 내려오고, 왼쪽으로 이동
비장은 아래로 내려오고, 오른쪽으로 평편해짐

간과 비장은 횡격막 및 하대정맥과 연관성을 가지고 있으며, 다음과 같이 움직임을 가진다.

1 **간 L = 왼쪽 R = 오른쪽**
P = 하수(예, 흡기 시 내려옴)
간의 가장자리는 흡기 시 늑연골 바로 아래에서 촉진 가능

2 **담낭(9th 늑연골) – 간을 좌우로 이등분, 기능상 1/2**

3 **비장은 정상적으로는 늑골 6 – 9번까지 걸쳐 존재 – 그러나 어떤 기생충에 의한 감염의 경우 – (말라리아) 왼쪽 장골와까지 내려 올 수 있음**
P = 하수(예, 흡기 시 내려옴)

4 **횡격막 e = 호기 시 위치**
i = 흡기 시 위치
n = 중립 위치

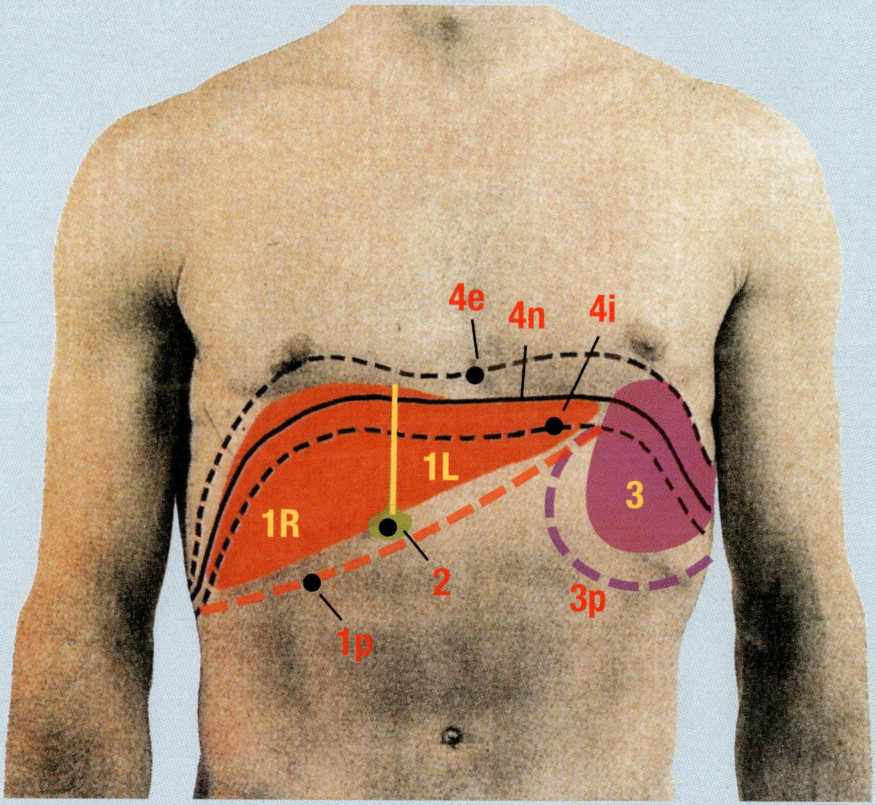
4e
4n
4i
1L
1R
3
2
3p
1p

귀

귀의 외측방 view(external view) 및 구성 요소

1 삼각와(triangular fossa)
2 귀둘레, 이륜(helix)
3 대이륜(antihelix)
4 귀구슬, 이주(tragus)
5 외이도(EAM)
6 대이주(antitragus)
7 귀엽(lobe)
8 주상와(scapha)
9 이갑개(concha)

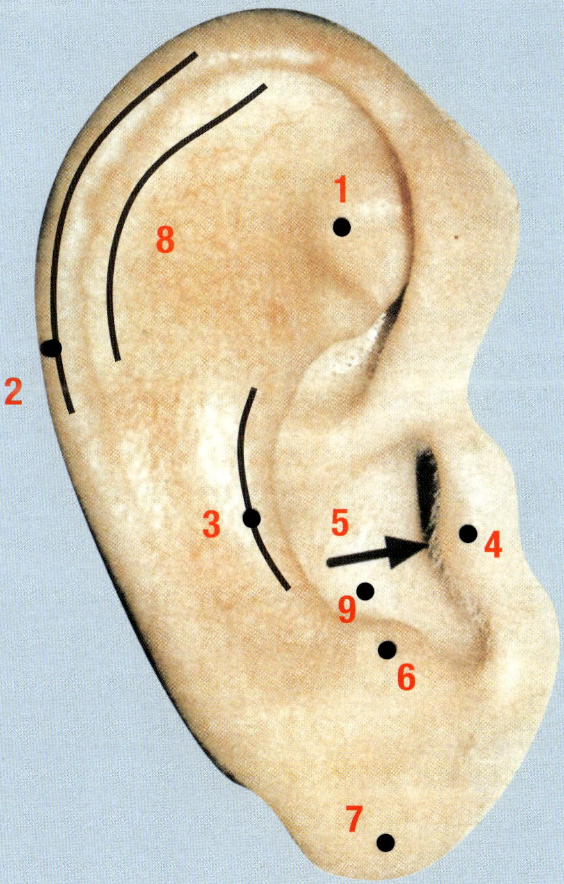
1
8
2
3
5
4
9
6
7

눈

눈의 외측방 view(external view) 및 구성 요소

전방 view-안고랑은 나이가 들면서 증가

하안검 외번-결막 검사, 빈혈 평가

상안검 외번-상안검판 노출-안검과 안검판선의 연골지지-알러지와 이물질이 있는 경우

1 눈썹(eyebrow)
2 상안검 안와 부분(upper eyelid orbital part)
3 안검열구(palpebral sulcus) i = 하 s = 상
4 상안검 부분(upper eyelid tarsal part)
5 안각 L = 외측 m = 내측 안검열 사이 5f(상하 안검이 만나는 곳)
6 비협각구(nasal jugal sulcus)
7 속눈썹(eyelashes)
8 뺨의 열구 = 외측 열구
9 홍채(iris)
10 동공(pupil)
11 공막(sclera) = 안구 결막
12 누유두(papilla lacrimalis) (표면으로 상승)
13 누점(punctum lacrimale) (누관 구멍)
14c 누구(caruncula lacrimalis) = 눈물샘 구릉 – (눈물관)
14s 눈물샘을 위한 색(sac)
15 누호(lacus lacrimalis)
16 반월주름(plica semilunaris)
17 안검결막(palpebral conjunctiva)
18 하눈꺼풀(lower lid) 가장자리(전방 & 후방)
19 안검판선(tarsal gland)
20 결막의 하원개(inferior fornix)
21 후방 결막동맥의 가지
22 안검판(tarsal plate)(아래 부위가 훨씬 얇음 22L)
23 상눈꺼풀(upper lid) 가장자리(전방 & 후방)

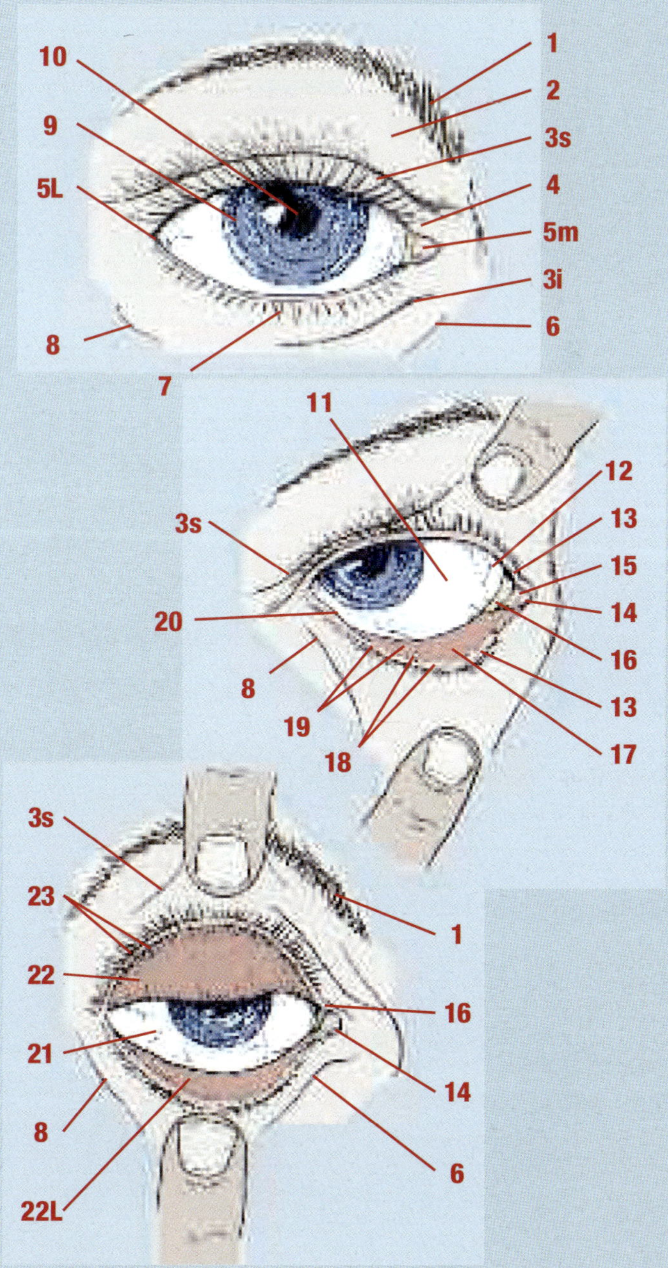
10
9
5L
8
7
1
2
3s
4
5m
3i
6
11
3s
20
8
19
18
12
13
15
14
16
13
17
3s
23
22
21
8
22L
1
16
14
6

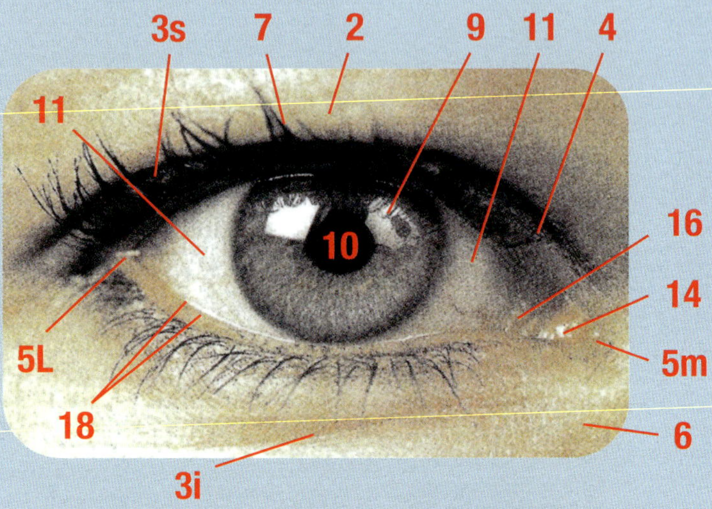
3s
7
2
9
11
4
11
10
16
14
5L
5m
18
6
3i

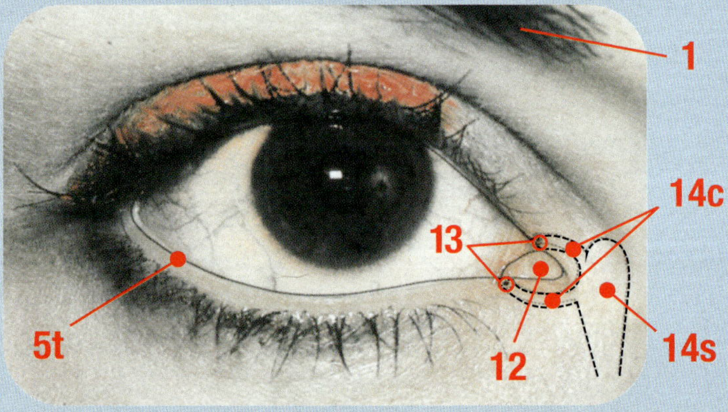
1
14c
13
5t
12
14s

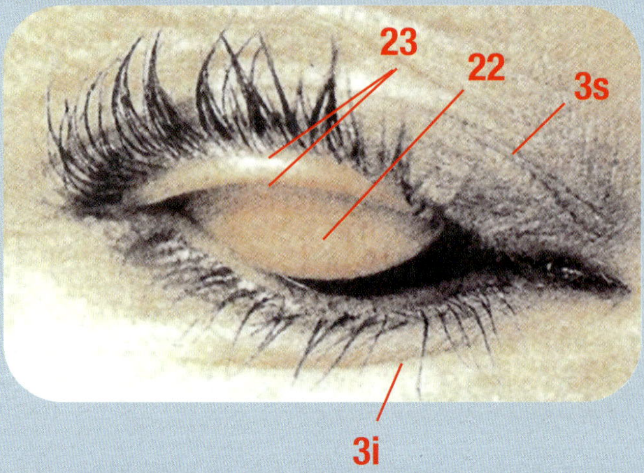
23
22
3s
3i

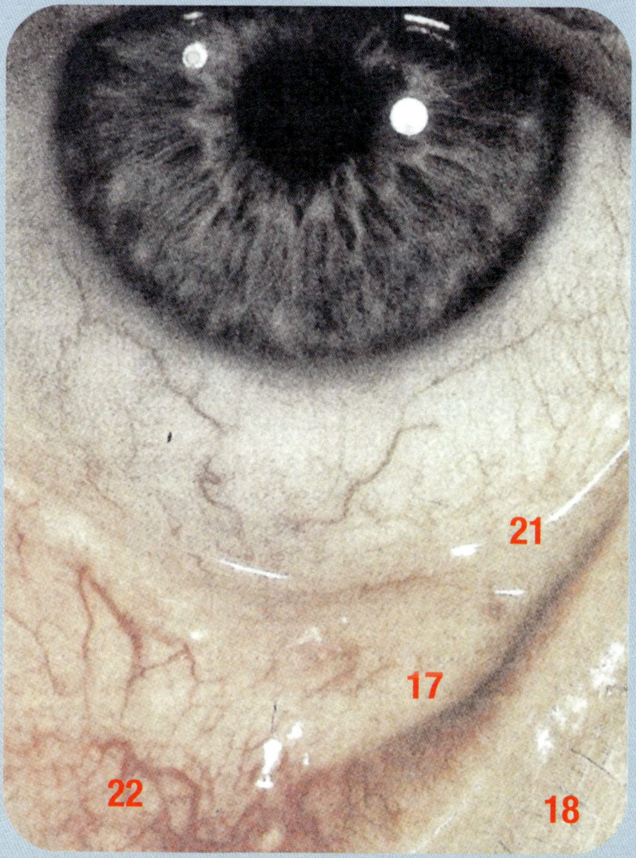

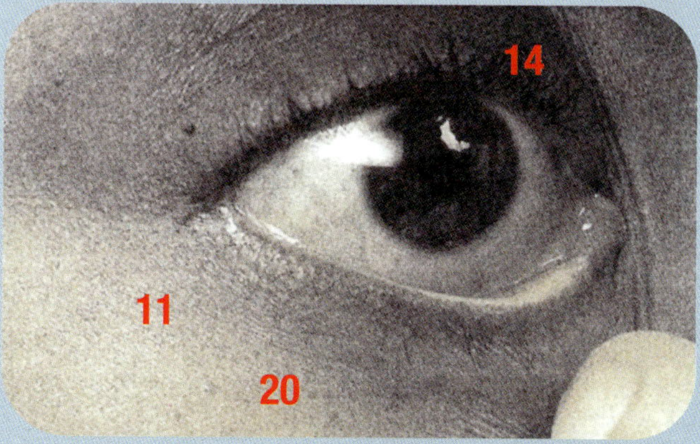

18 17

안면 - 동맥 - major

전면

1 안면 동맥(facial artery)
2 이하지(submental branch)
3 하구순지(inferior labial branch)
4 상구순지(superior labial branch)
5 내비지(internal nasal branch)
6 외비지(external nasal branch)
7 안각지(angular branch)
8 활차상동맥(supratrochlear artery)
9 안와상동맥(supraorbital artery)
10 표재측두동맥(superficial temporal artery)
11 두정지(parietal branch)
12 전두지(frontal branch)
13 안면횡지(transverse facial branch)
14 안와하지(infraorbital branch)
15 외경동맥(external carotid artery)
16 후이개동맥(posterior auricular branch)

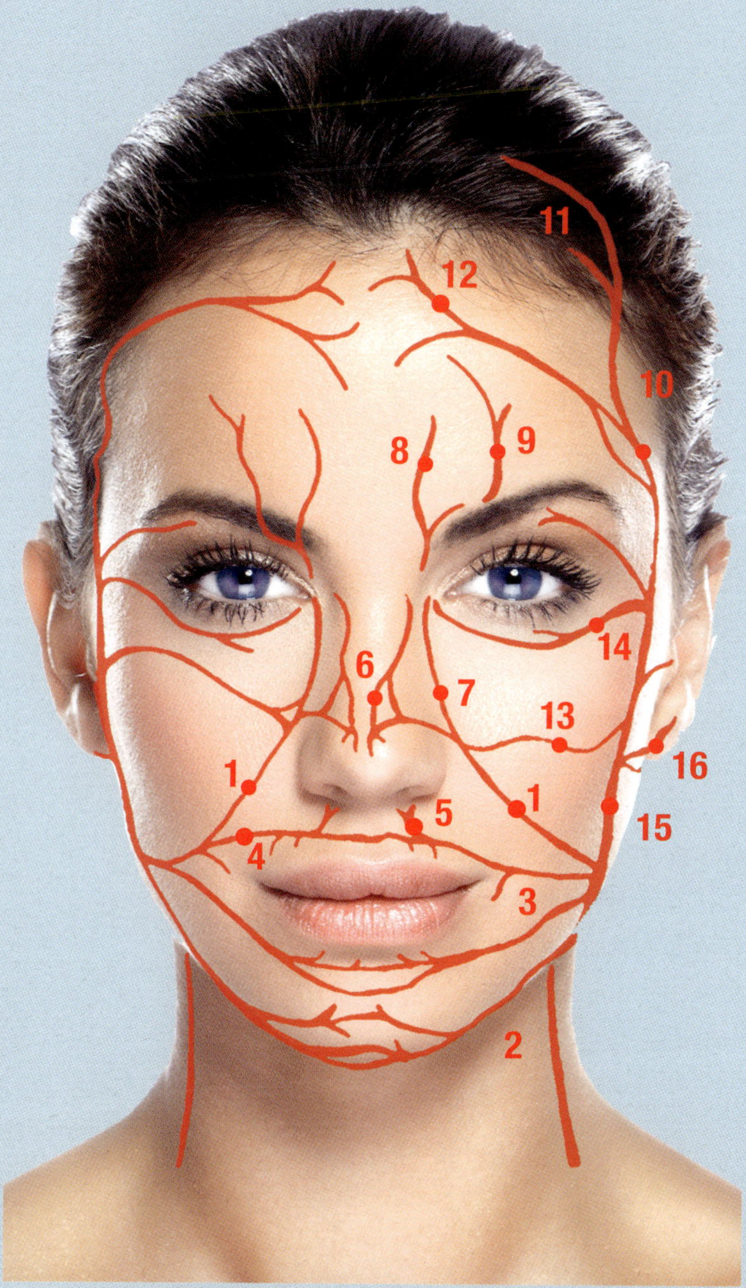
11
12
10
8
9
6
7
14
13
16
1
1
5
15
4
3
2

안면 - 동맥 - major

측면

얼굴의 모든 동맥은 광범위하게 서로 합류되어 있는데, 좀 더 자세한 내용은 머리와 목의 A~Z를 참조 바란다.

1 안면동맥(facial artery)
2 이지(mental branch) + 이하지(submental branch)
3 하구순지(inferior labial branch)
4 상구순지(superior labial branch)
5 내비지(internal nasal branch)
6 외비지(external nasal branch)
7 안각지(angular branch)
8 활차상동맥(supratrochlear artery)
9 안와상동맥(supraorbital artery)
(중간선에서부터 1 inch = 2.5 cm에서 맥박 감지 가능)
10 표재측두동맥(superficial temporal artery)(맥박 감지 가능)
11 두정지(parietal branch)
12 전두지(frontal branch)
13 안면횡지(transverse facial branch)
14 안와하지(infraorbital branch)
15 외경동맥(external carotid artery)
16 후이개동맥(posterior auricular branch)
17 심횡안면/상악동맥(deep transverse facial/maxillary artery)
18 후두동맥(occipital artery)

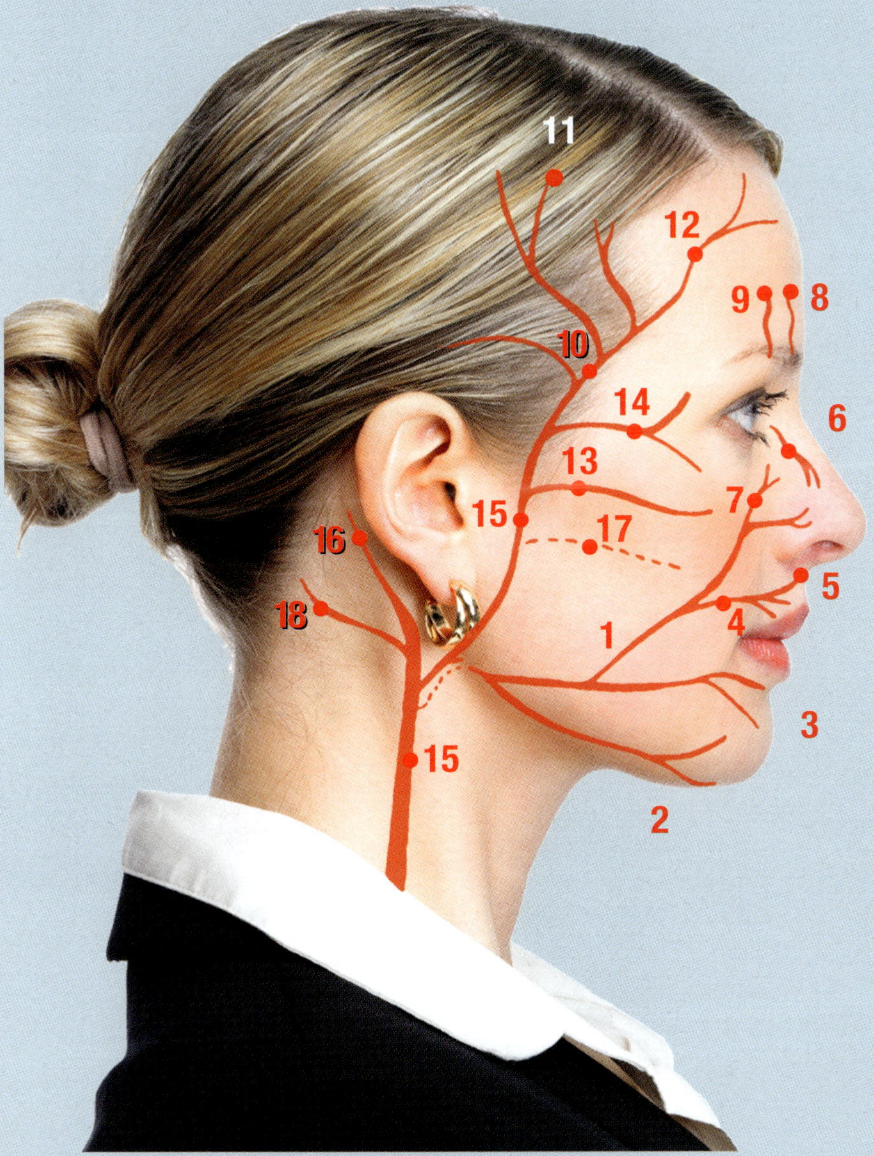
11
12
9
8
10
14
6
13
7
15
17
16
5
18
4
1
3
15
2

안면 - 동맥 - 총경동맥의 major branch

측면

1 총경동맥(common carotid artery)
2 외경동맥(external carotid artery)
3 내경동맥(internal carotid artery)
4 상갑상샘동맥(superior thyroid artery)
5 설동맥(lingual artery)
6 안면동맥(facial artery)
7 상악동맥(maxillary artery)
8 표재측두동맥(superficial temporal artery)
9 후이개동맥(posterior auricular branch)
10 후두골동맥(occiputal artery)

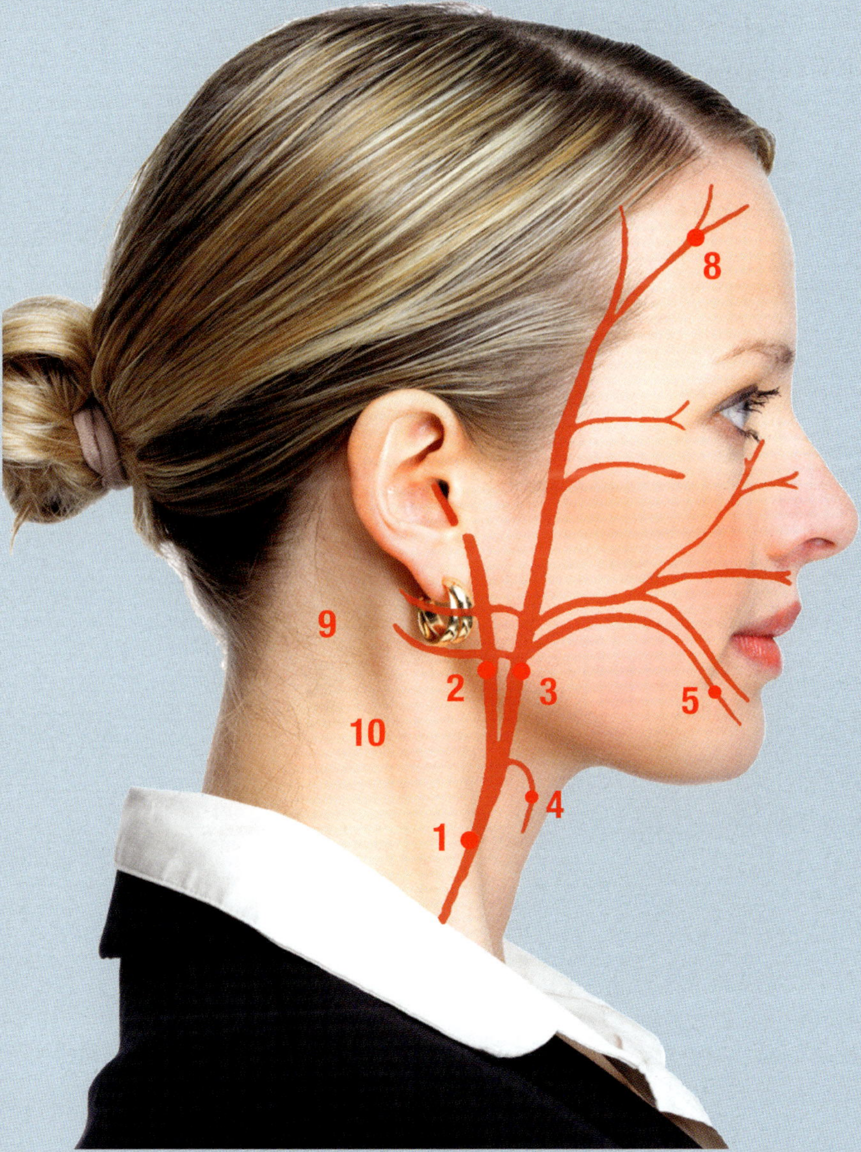
8
9
2
3
5
10
4
1

안면 - 뼈

전면-촉진 가능한 포인터-눈썹, 볼, 턱, 코

1 전두골(frontal bone)
2 눈썹 활(superciliary arch)
3 안와상절흔(supraorbital arch)
4 전두관골봉합(frontozygomatic suture)
5 관골(zygoma)
6 하악골 각 = 턱의 각
7 턱끝(mental) = 턱의 돌출부
7f 턱끝구멍(mental foramen)
8 상악골(maxilla)
9 안와하공(infra oribital foramen)
10 볼 돌출부(cheek prominence)
11 관골 아치(zygomatic arch)
12 미간(glabella)
13 비근점(nasion)
14 비골(nasal bone)
15 비연골(nasal cartilages)
16 안와(orbit)

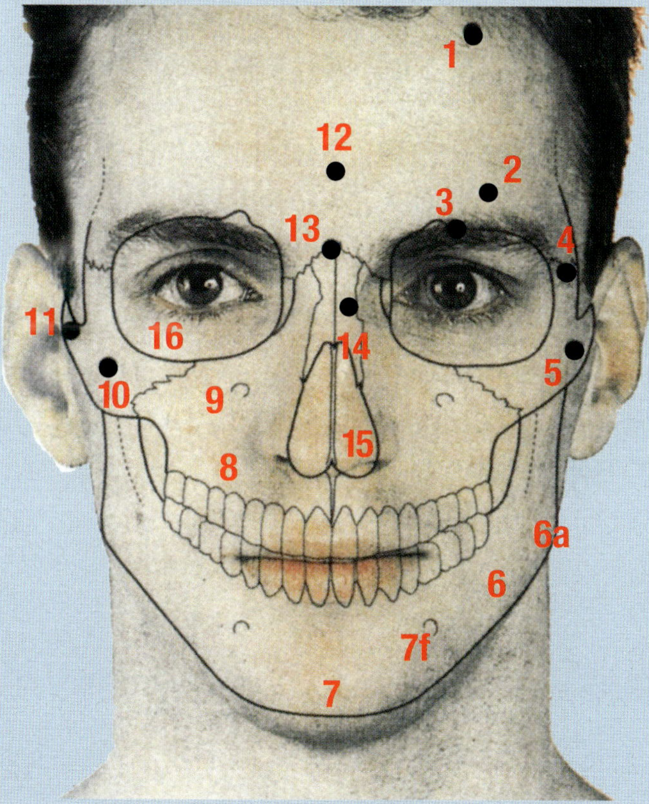
1
12
2
3
13
4
11
16
14
5
10
9
15
8
6a
6
7f
7

안면 - 안면신경 CN VII

측면

안면신경은 대부분의 안면 근육을 지배하고 있으며, 안면 구조의 신경 분포에 대한 자세한 내용은 머리 & 목의 A~Z를 참조 바란다.

안면신경(두개골신경 7)은 안면 근육과 머리 뒤쪽 근육 일부를 공급한다. 그것은 유양돌기 바로 앞과 경상돌기 뒤에서 나타나며, 다섯 개의 주요 가지(branch)가 있는데 그것은 두 개의 주요 분열(division)에서 나온다 – 상단(**7u**) 및 하단(**7L**).

1 **안면신경의 측두골 가지(temporal branch)**
2 **관골 가지(zygomatic branch)**
3 **볼 가지(buccal branch)**
4 **하악골 가지(mandibular branch)**
5 **경추 가지(cervical branch)**
6 **후방 가지(posterior branches)**
7 **안면신경 L = 하부 분열(division) / u = 상부 분열(division)**
8 **유양돌기(mastoid process)**
9 **경상돌기(styloid process)**
10 **하악골(mandible)**

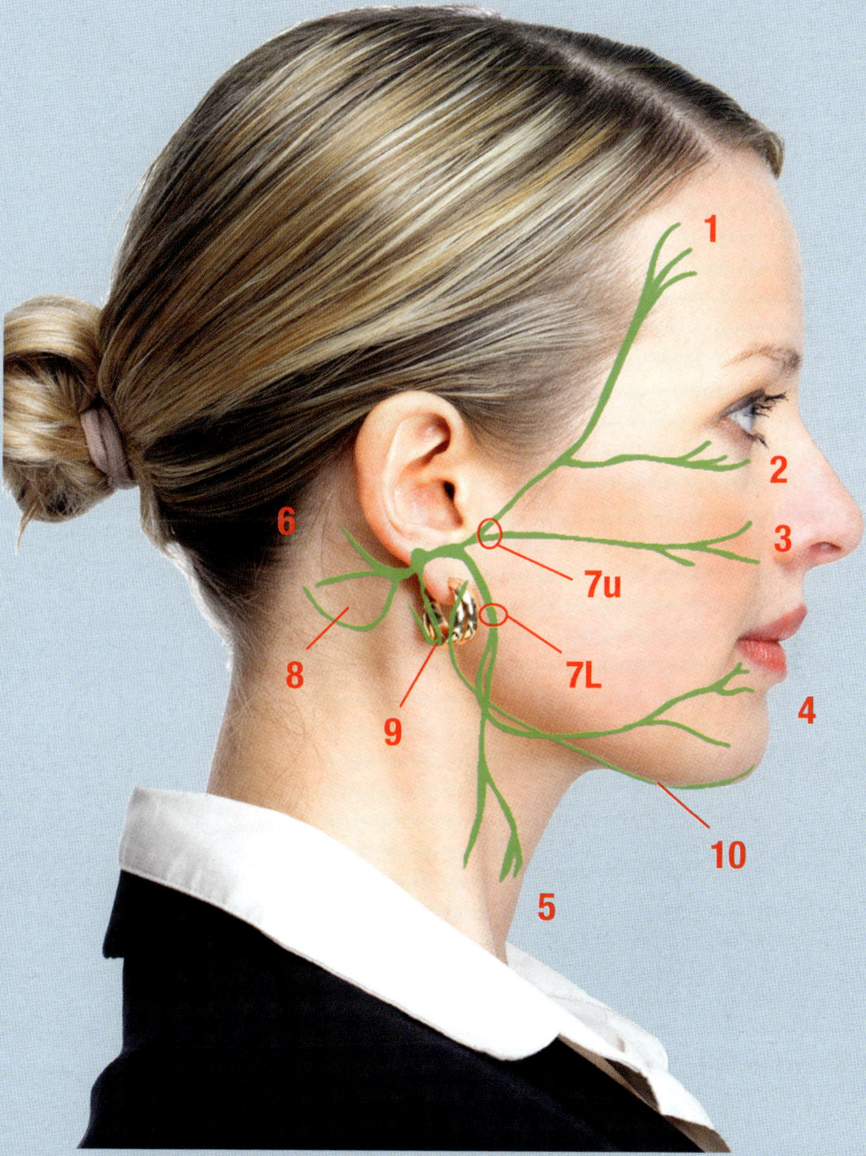
1
2
3
4
5
6
7u
7L
8
9
10

안면 - 근육 - major

전면-주요 표재근육만 나타내 보이고 있음

근육과 주요 개복 위치를 통한 접근을 나타내 보이고 있으며, 좀 더 구체적인 안면 근육에 대해서는 머리 & 목 A~Z를 참조 바란다.

1 전두근(frontalis)
2 안륜근(orbicularis oculi)
3 협근(buccinator)
4 구륜근(orbicularis oris)
5 광경근 – 일부분(platysma – partial)
6 이근(mentalis)
7 하순하제근(depressor labii inferior)
8 구강하제근(depressor anguli oris)
9 협근(buccinator)
10 관골근 i = 메이저 ii = 마이너(zygomaticus i = major ii = minor)
11 상순비익거근(levator labii superior)
12 추미근(심부에서 전두근까지)(corrugator(deep to frontalis))
13 안와내벽절개(medial orbital incision)
14 비강내절개(intranasal incision)
15 구순하절개(sublabial incision)

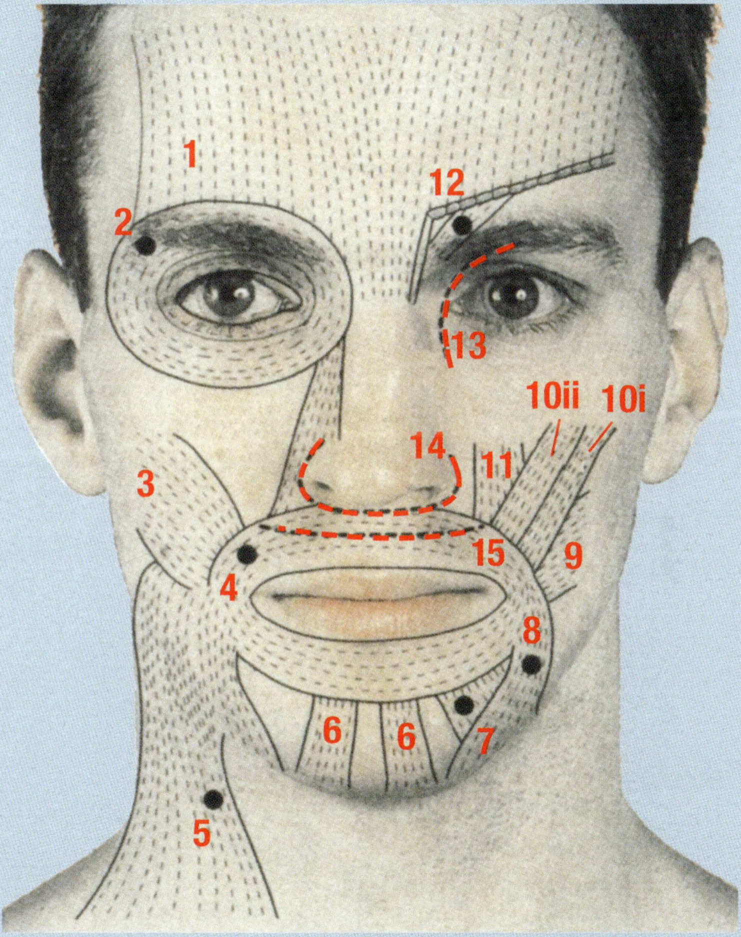
1
12
2
13
10ii
10i
14
11
3
15
9
4
8
6
6
7
5

안면 - 정맥 - major

전면-개별적으로 상당히 다양한 점에 주목 바람

외경정맥(external jugular v.)은 나타나 있지 않음(목의 림프절 참조) – 가지(branch)는 점선으로 표기되어 있음

1 **천측두정맥(superficial temporal)**
2 **안면정맥(facial)**
3 **하악후정맥(retromandibular)**
4 **순정맥(labial)**
5 **하악정맥(mandibular)**
6 **내경정맥(internal jugular)**
7 **흉골위경정맥활(suprasternal jugular venous arch)**
8 **쇄골하정맥 R(subclavian R)**
9 **전방경정맥(anterior jugular)**
10 **L 완두정맥(L brachiocephalic)**
11 **R 완두정맥(R brachiocephalic)**

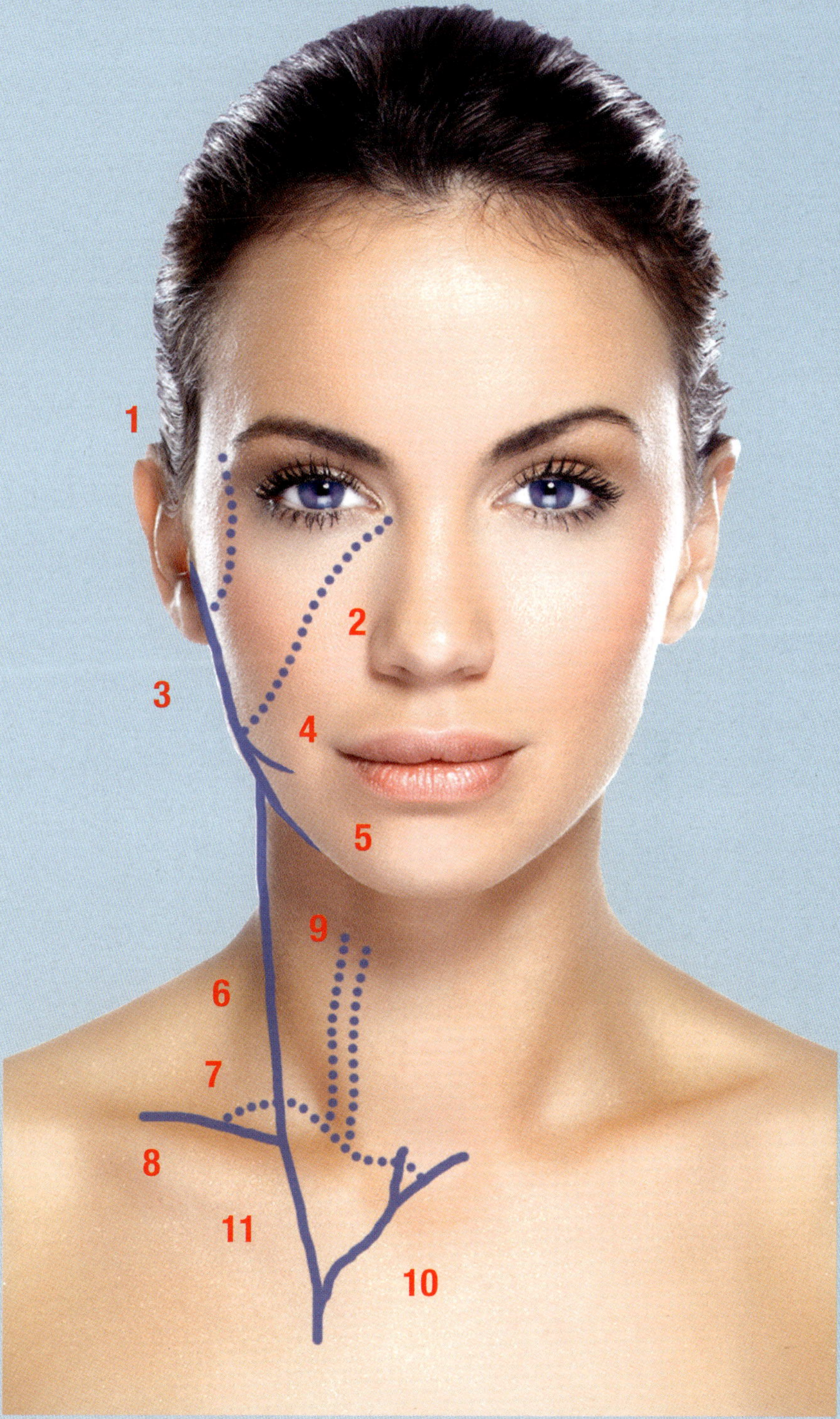
1
2
3
4
5
9
6
7
8
11
10

대퇴삼각 Femoral triangle - 내용물 & 경계면

대퇴삼각(femoral triangle)의 경계면은: 서혜인대(**5**), 장내전근의 내측면(**9**), 봉공근(**10**)으로 이루어져 있다.

내용물은 임상적으로 매우 중요한데, 동맥(**2a**)과 정맥(**3a**)을 검사할 수 있는 곳이기 때문이다.

1 **대퇴신경(Femoral N)**
2 **대퇴동맥(Femoral artery)**
3 **대퇴정맥(Femoral vein)**
4 **대퇴관의 림프절(LN in the femoral canal)**
5 **서혜인대(inguinal ligament)**
6 **대퇴관(femoral canal)**
7 **복재정맥(saphenous vein)을 위한 구멍**
8 **복재정맥(saphenous vein)**
9 **장내전근 – 내측면(Adductor longus – medial border)**
10 **봉공근 – 내측면(Sartorius – medial border)**

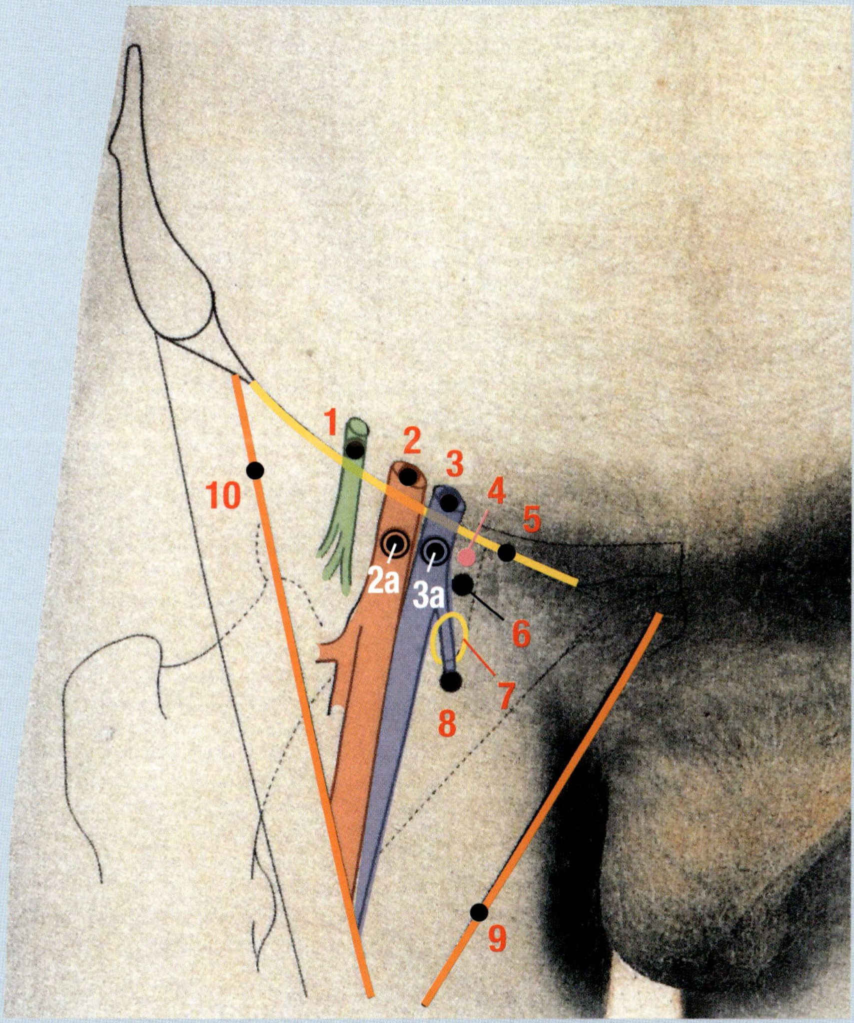
1
2
3
4
5
10
2a
3a
6
7
8
9

대퇴삼각 Femoral triangle - 근육 Muscles & 뼈 Bones

아래의 근육들은 대퇴삼각의 바닥을 형성하고 있다.

1 봉공근(Sartorius)
2 장요근(Iliopsoas)
3 치골근(pectineus)
4 장내전근(adductor longus)
5 치골결합(pubic symphysis)
6 장골릉(iliac crest)
7 장골결절(iliac tubercle)
8 전상장골극(ASIS)
9 대전자(대퇴골) [greater trochanter(femur)]
10 소전자(대퇴골) [less trochanter(femur)]

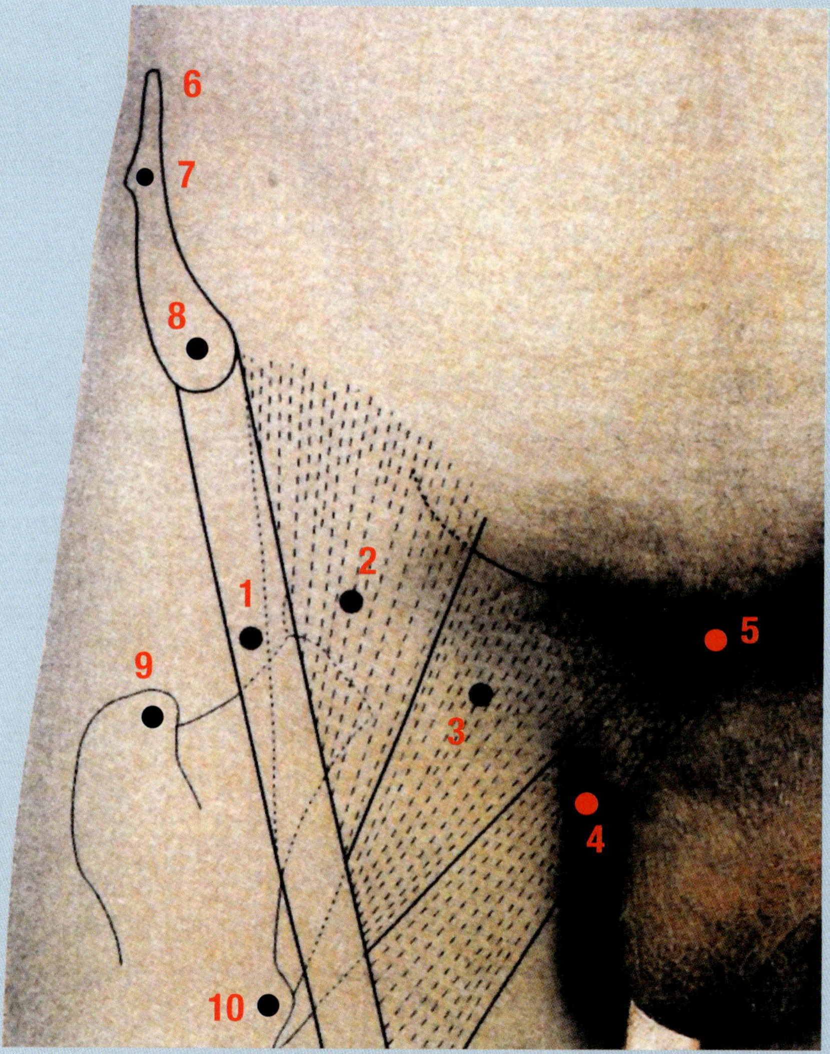
6
7
8
2
1
5
9
3
4
10

발 Foot - 발등 Dorsum
뼈 Bones

전방 view
발의 뼈들을 나타내 보이고 있음

발의 뼈는 손에 있는 뼈와 마찬가지로 여러 층을 이루어 정렬되어 있으며, 중족골은 길고 발가락은 짧다.

발등에서 촉진이 가능한 뼈는 5th 중족골 결절(**1t**), 주상골 결절(**6t**), 그리고 복사과(**9**)이다.

1 **모든 발가락은 3개의 뼈로 구성되어 있으나, 엄지발가락은 엄지손가락과 마찬가지로 예외적으로 2개로 형성되어 있다. d = 원위, m = 중간 & p = 근위, t = 5th 중족골 결절**
2 **경골(Tibia)**
3 **중족골 b = 베이스, h = 머리, s = 골간(shaft)**
4 **설상골(cuneiform) i = 중간, l = 외측, m = 내측**
5 **입방뼈(cuboid)**
6 **주상골(navicular) t = 결절**
7 **거골(talus)**
8 **종골(calcaneus)**
9 **복사과(malleoli) l = 외측, m = 내측**

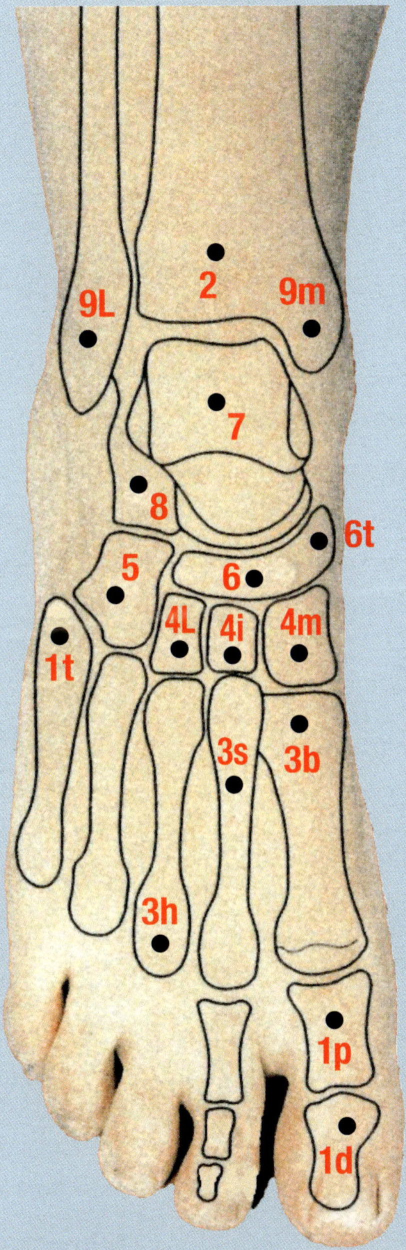
2
9L
9m
7
8
6t
5
6
4L
4i
4m
1t
3s
3b
3h
1p
1d

발 Foot - 등 Dorsum
건 Tendon

전방 view

발의 건을 나타내 보이고 있음

1 제삼비골근(peroneus tertius)

2 지신근(extensor digitorum)

b = 단지신근 근육과 건 모두 나타나 있음

L = 장지신근

3 장족무지신근(Extensor hallicus longus)

4 전경골근(tibialis anterior)

5 단비골근(peroneus brevis)

6 족배동맥(dorsalis pedis artery)

7 1st 배측중족동맥(1st dorsal MT artery)

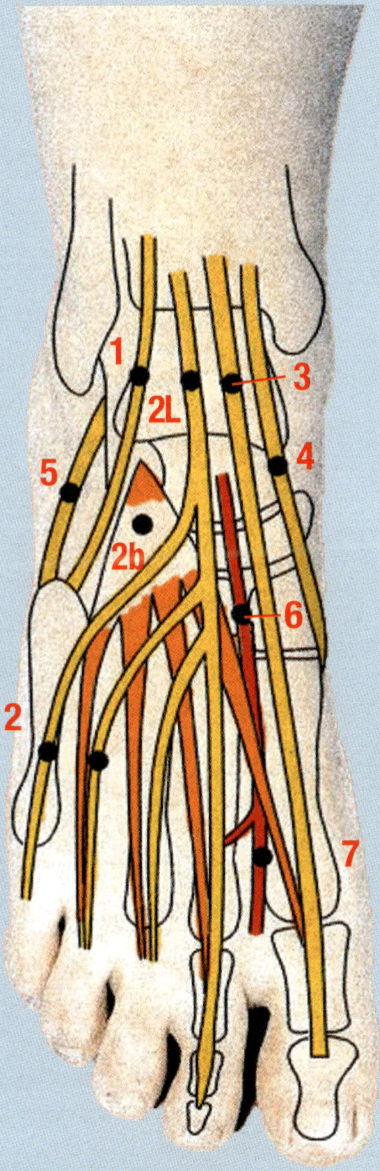
1
2L
3
4
5
2b
6
2
7

발 - 발바닥 근막
근육의 첫 번째 층 First layer of muscles

아래 view

1 표재횡중족인대(superficial transverse metatarsal lig.)

2 발가락띠 – 4의 종축신전(digital band – longitudinal extensions of 4)

3 4의 횡띠(transverse bands of 4)

4 중앙 건막(central aponeurosis)

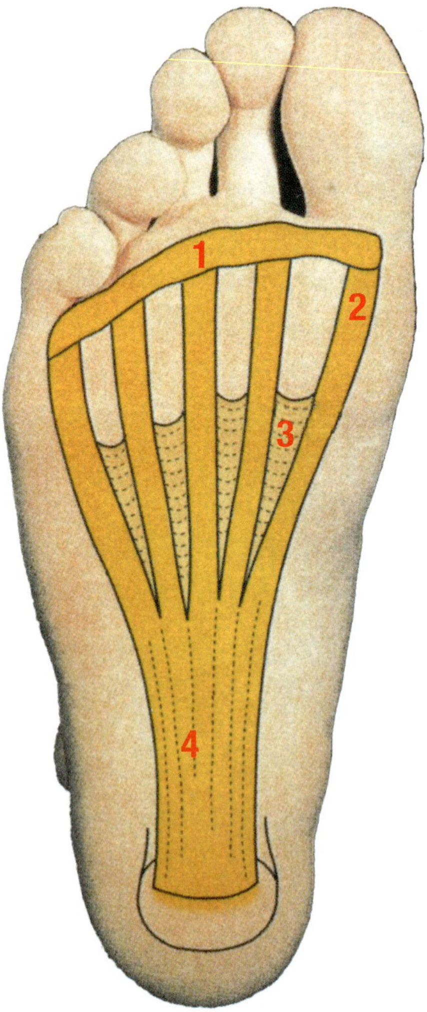

발은 아주 강한 보호 근막과 함께 네 개의 근육 층으로 이루어져 있다.

중심 건막(aponeurosis)(4)은 연장된 중족골을 수용하기 위해 연장부(2)를 갖는 손바닥의 건막과 유사하다. 강화된 횡인대(1)는 중족골의 모든 골두를 연결하여 발의 무게 지지 기능을 반영한다.

- 5 **검지외전근(adductor digit minimi)**
- 6 **단지굴근(flexor digitorum brevis)**
- 7 **무지외전근(abductor hallicus)**

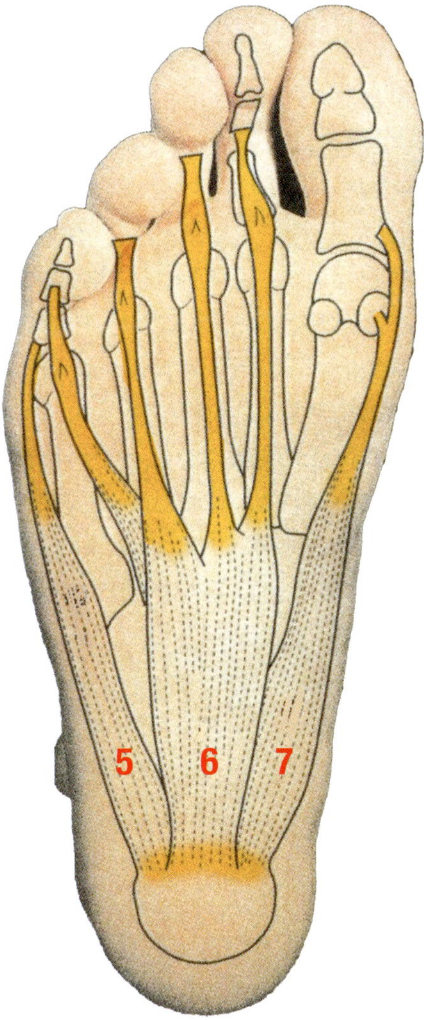

발 - 발바닥
근육의 두 번째 및 세 번째 층 2nd & 3rd muscle layers)

아래 view

1 장무지굴근 건(flexor hallicus longus – tendon)
2 충양근(lumbrical muscles)
3 후경골동맥과 신경(posterior tibial artery and nerve)
L = 외측가지, m = 내측가지
4 장지굴근(flexor digitorum longus)
5 족저방형근(quadratus plantae)

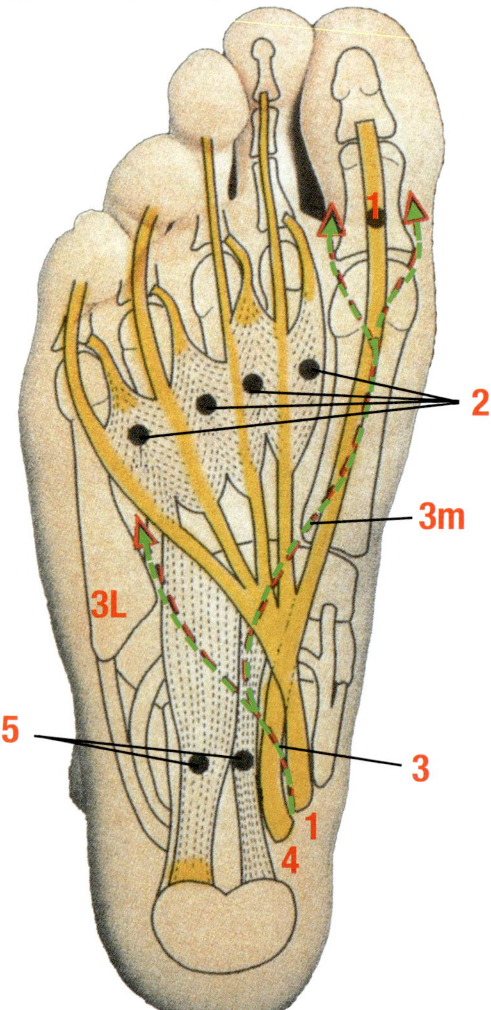

두 번째 층은 근육에 건이 붙어 있는 것으로 구성되어 있으며, 다리에서 찾아 볼 수 있다 – 긴 근육 + 짧은 근육 중 일부(예: 완전히 발 자체에 있는 근육) – 그리고 혈관과 신경

세 번째 층은 기술적으로 네 번째 층에 장족저인대(**9**)에 삽입되는 무지구(thenar)(**7**) 및 소지구(hypothenar)(**8**) 근육에 해당한다.

6 **무지외전근(abductor hallicus)**
7 **단무지굴근(flexor hallicus brevis)**
8 **단소지굴근(flexor digiti minimi brevis)**
9 **족저인대 = 스프링(spring) 인대(내측 장 아치를 지지)**

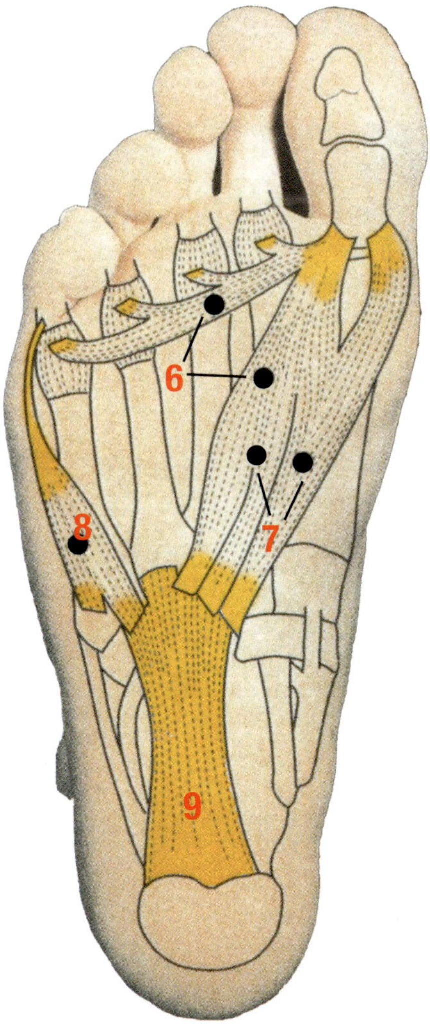

발 - 발바닥
네 번째 근육 층
피부분절 Dermatome

아래 view

1 비골인대 b = 단비골근, L = 장비골근

2 후경골근(tibialis posterior)

3 척측종주인대 & 장족저인대(plantar calcaneo – navicular lig & long plantar lig)

4 족저골간근(plantar interossei)

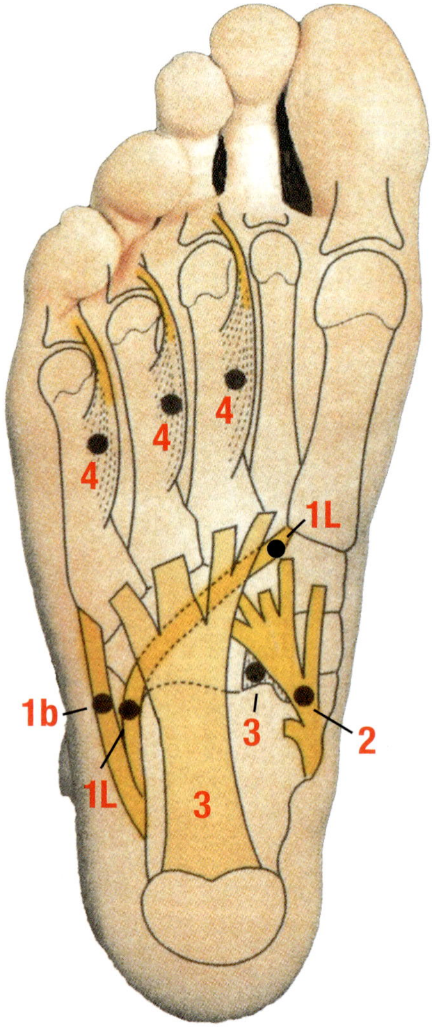

네 번째 층은 근육과 건을 포함하고 있으면서 다리에서 찾아 볼 수 있고, 일차적으로 발과 발목관절에서 작용한다. 주요 인대들은 이곳과 이 층 아래 깊숙한 곳에서 발견되며 발바닥의 뼈와 함께 발바닥의 아치를 지지해 주는 기능을 한다.

발바닥 피부분절의 분포는 말초신경을 테스트하는데 활용되기도 한다.

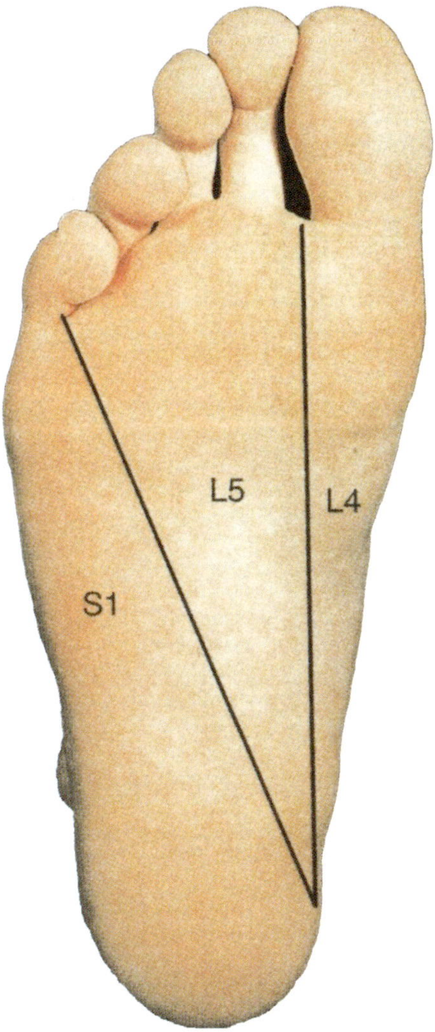

발 - 발바닥
뼈 Bones

아래 view
발의 뼈를 나타내 보이고 있음

발의 뼈는 손에 있는 뼈와 마찬가지로 여러 층을 이루어 정렬되어 있으며, 중족골은 길고 발가락은 짧다.

발바닥에서 촉진이 가능한 뼈는 중족골의 골두(**3h**)와 종골의 후방 부위(**8p**)이며, 다른 뼈들은 발의 짧은 근육 깊숙이 위치해 있다. 종자골(**2**)은 첫 번째 중족골 골두 아래에서 느껴지며, 이는 발바닥의 짧은 건 속에 파묻혀 있다.

1 **발가락 – 모든 발가락은 3개의 뼈로 구성되어 있으나, 엄지발가락은 엄지손가락과 마찬가지로 예외적으로 2개로 형성되어 있다.**
d = 원위, m = 중간 & p = 근위

2 **종자골(sesamoid bones)**

3 **중족골 b = 베이스, h = 머리 & s = 골간(shaft)**

4 **설상골(cuneiform)**
i = 중간
l = 외측
m = 내측

5 **입방뼈(cuboid)**

6 **주상골(navicular)**

7 **거골(talus)**

8 **종골(calcaneus) p = 후방/촉진 가능한 부위**

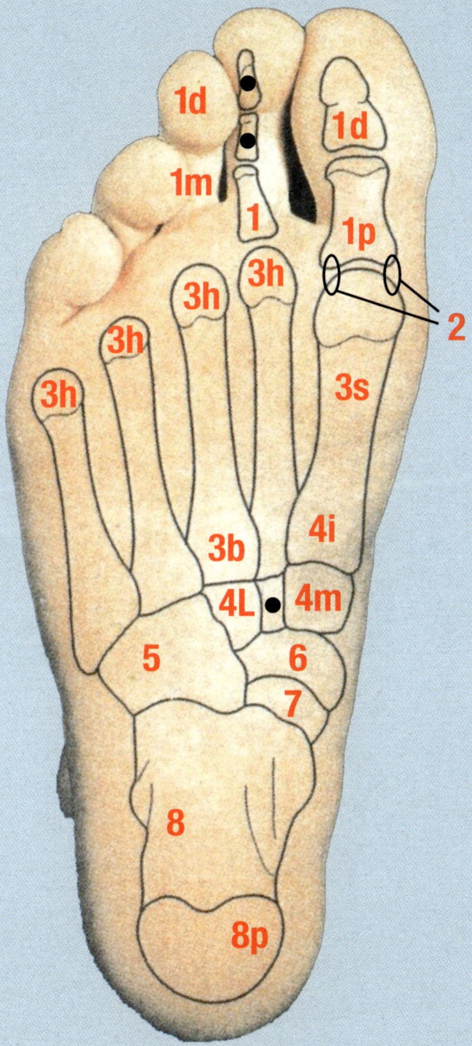
1d
1d
1m
1
1p
3h
3h
3h
3h
3h
2
3s
4i
3b
4L
4m
5
6
7
8
8p

전완 Forearm - 뼈 회내 Bones pronation

전완의 해부학적 위치가 회외인 상태를 요골의 원위부(3)를 척골(2)에 대해 180도 전방으로 회전시킴으로써 회내시킬 수 있는데 이 때 상완골은 팔꿈치의 인대와 상대적으로 회내근과 회외근에 의해 움직이지 않을 수 있다(구체적인 내용에 대해서는 골격근육의 A~Z 참조 바람).

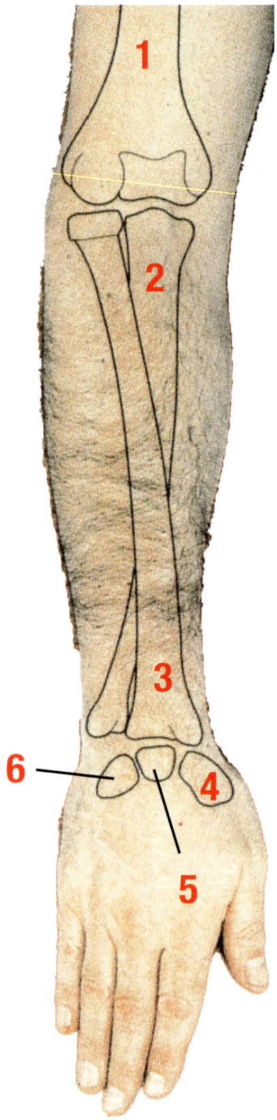

전완 Forearm - 뼈 회외 Bones supination

전완은 수근 – 손목 – 골의 첫 번째 층과 관절을 이루고 있다. **4** 주상골, **5** 월상골, **6** 삼각골

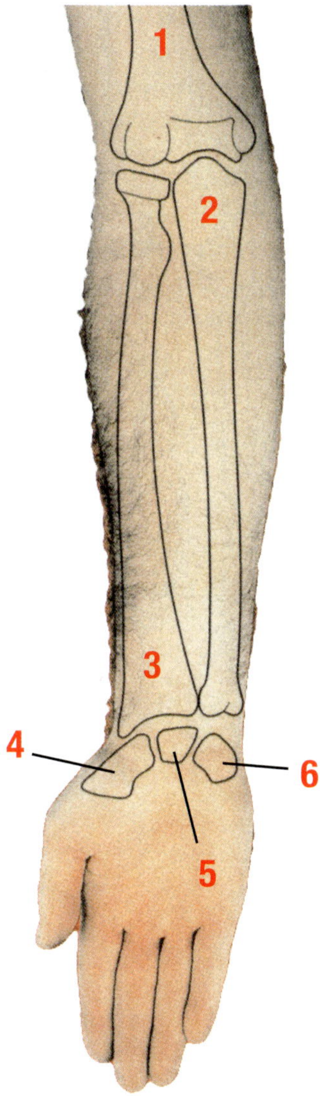

전완 Forearm - 근육 Muscles

전면(표재굴곡근)-

심부층 근육

전완은 대부분 세 개 층의 손가락 굴곡근을 가지고 있으며: 심부 & 전방 표면에 두 개의 표재층의 굴곡근으로 구성되어 있다.

이 근육들의 건은 굴곡 지지대(여기에 나타나 있지 않음 – 손 참조) 아래로 지나가고 있으며 손가락에 부착되어 있다(구체적인 내용은 골격근육의 A~Z 참조).

1 **상완이두근(bieps)**
2 **회외근(supinator)**
3 **장지굴근(flexor digitorum longus)**
4 **방형회내근(pronator quadratus)**
5 **심수지굴근(flexor digitorum profundus)**

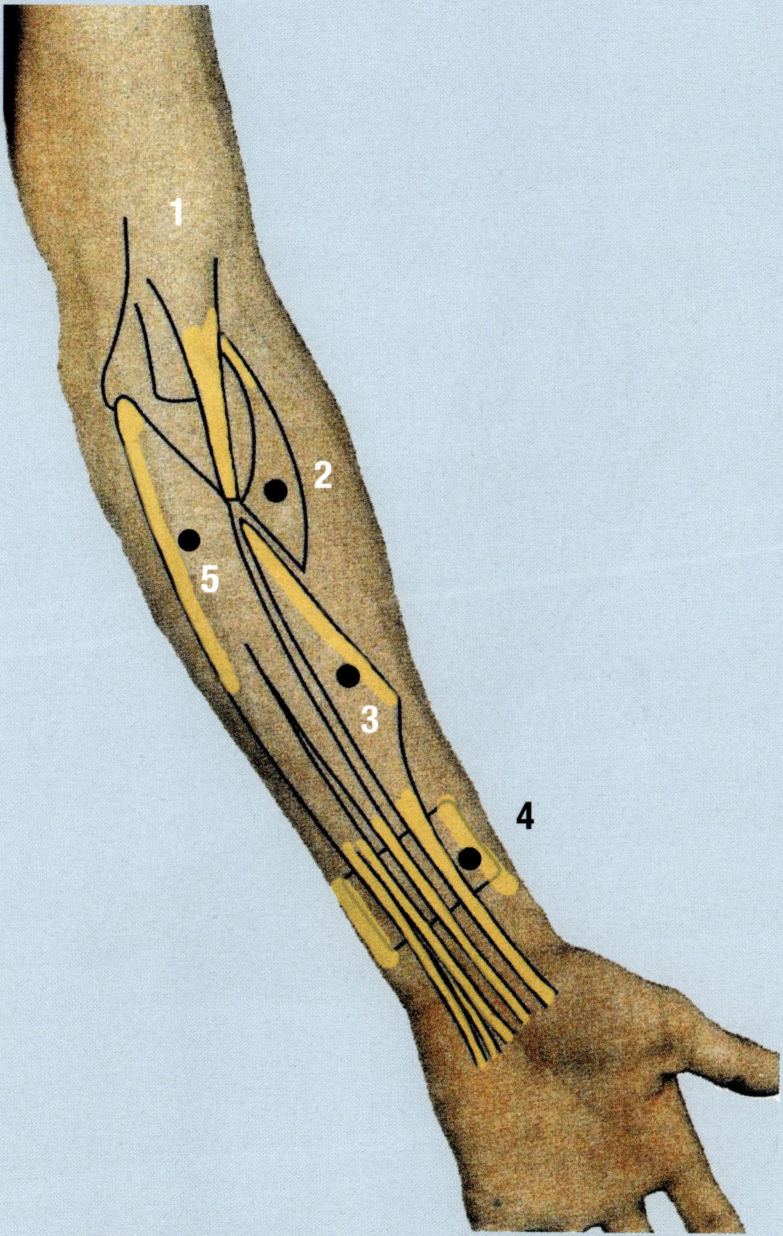
1
2
5
3
4

전완 Forearm - 근육 Muscles

표재층 근육(superficial layers of muscles)

전완은 손가락 굴곡근의 대부분을 포함하고 있다. 이 근육들의 건은 굴곡 지지대(여기에 나타나 있지 않음–손 참조) 아래로 지나가고 있으며 손가락에 부착되어 있다(구체적인 내용은 골격근육의 A~Z 참조).

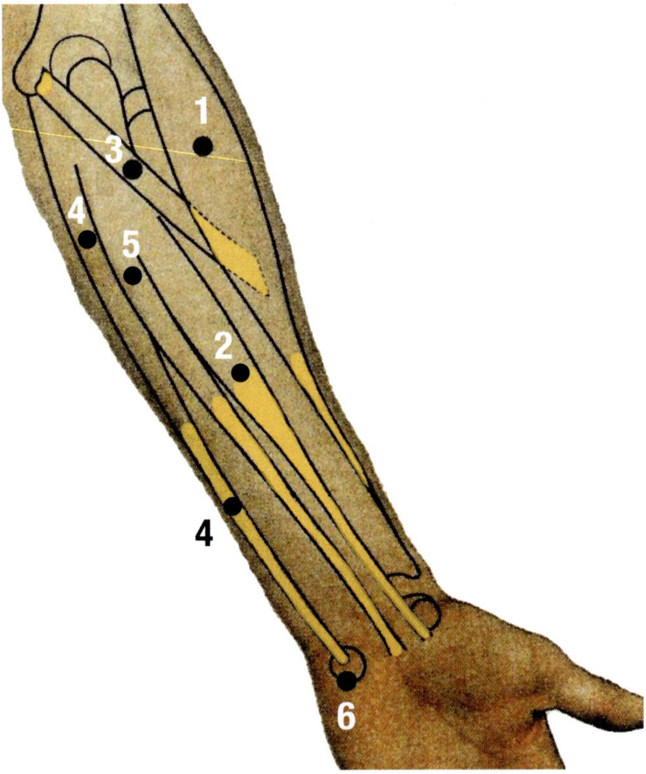

1 상완요골근(brachioradialis)
2 요측수근굴근(flexor carpi radialis)
3 원형회내근(pronator teres)
4 척측수근굴근(flexor carpi ulnaris)
5 장수장근(palmaris longus)
6 두상골(pisiform bone)

전완 Forearm - 근육 Muscles

전면(굴곡근 표면; flexor surface) -

표재지굴근(flexor digitorum superficialis)은 전완에서 가장 큰 근육이며, 또한 가장 표재층에 위치해 있으며 – 그 아래에는 나머지 표재근육들이 존재해 있다.

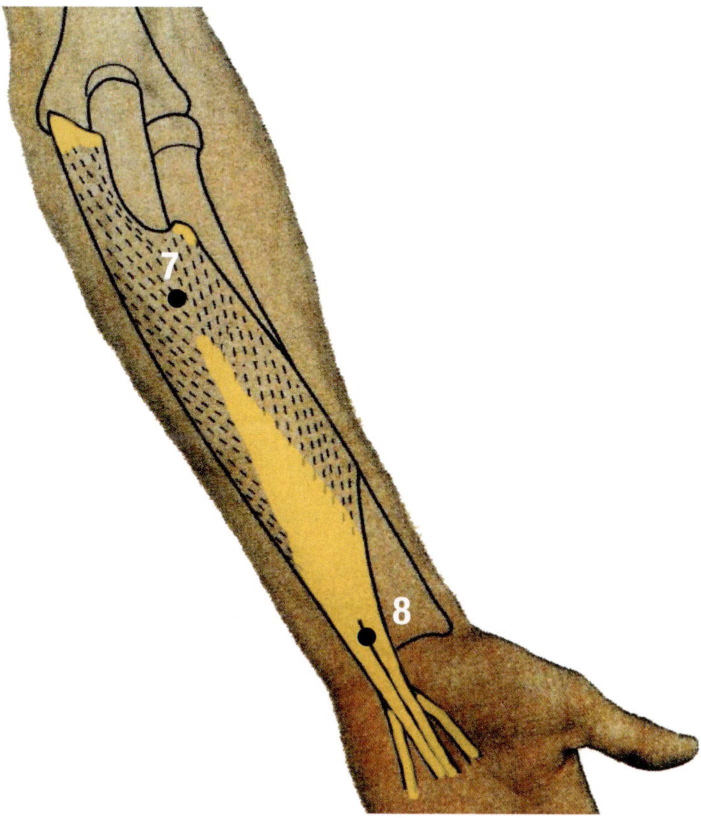

7 표재지굴근(flexor digitorum superficialis)

8 중지와 약지에 부착하는 건(검지와 소지에 부착해 있는 건 위(전방)에 위치)

전완 Forearm - 근육 Muscles

후면(표면 신근; extensor surface)-심부 층(deep layer)

전완은 손가락 신전근의 근육과 건을 포함하고 있다. 이 근육들의 건은 신전 지지대 (여기에 나타나 있지 않음 – 손 참조) 아래로 지나간다.

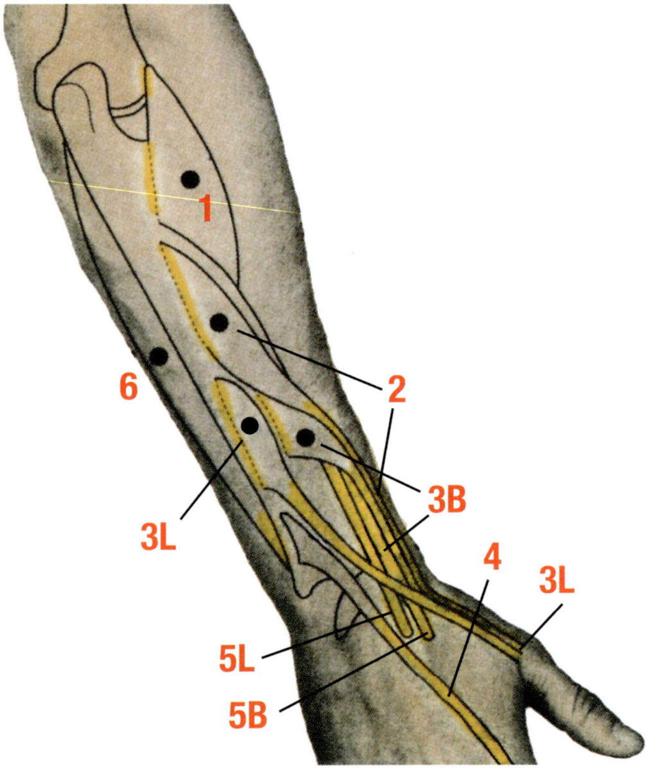

1 회외근(supinator)
2 장무지외전근(abductor pollicus longus)
3B 단무지신근(extensor pollicus brevis)
3L 장무지신근(extensor pollicus longus)
4 시지신근(extensor indicis)
5B 단요측수근신근(extensor carpi radialis brevis)
5L 장요측수근신근(extensor carpi radialis longus)
6 척측수근굴근(flexor carpi ulnaris)

전완 Forearm - 근육 Muscles

후면(표면 신근; extensor surface)-표재 층(superficial layer)

전완은 손가락 신전근의 근육과 건을 포함하고 있다. 이 근육들의 건은 신전 지지대 (여기에 나타나 있지 않음 - 손 참조) 아래로 지나간다.

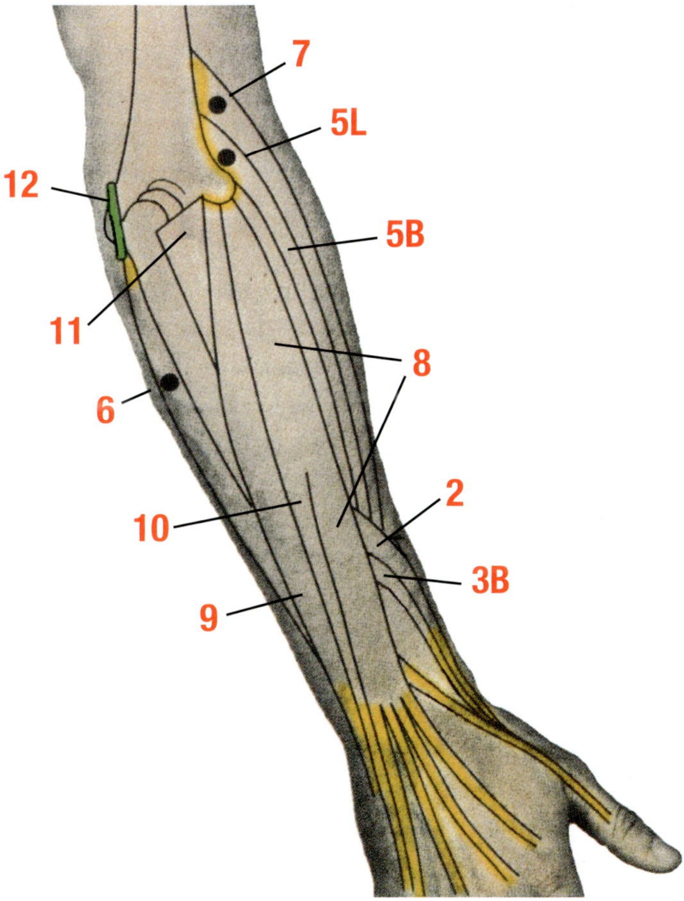

7 상완요골근(brachioradialis)
8 지신근(extensor digitorum)
9 척측수근굴근(extensor carpi ulnaris)
10 소지신근(extensor digiti minimi)
11 주근(anconeus)
12 척골신경(ulnar N)

생식기 Genitalia - 여성 Female

아래 view -

여성의 회음부 영역의 형태를 자세하게 나타내 보이고 있음.
회음부 중심(perineal body)은 여기 아래 위치해 있음에 주목 바람.

중간레벨 view

1 **치구(mons pubis)**
2 **대음순(labia majora)**
3 **음모 및 색소침착 부위**
4 **부드럽고 연약한 부위 – 색소침착은 미약**

상세레벨 view

5 **포피(prepuce)**
6 **음핵(clitoris)**
7 **요도괄약근(urethral sphinter & opening)**
8 **소음순(labia minora)**
9 **소음순 벽**
10 **질 입구(vaginal opening)**
11 **음순 소대(fourchette)**

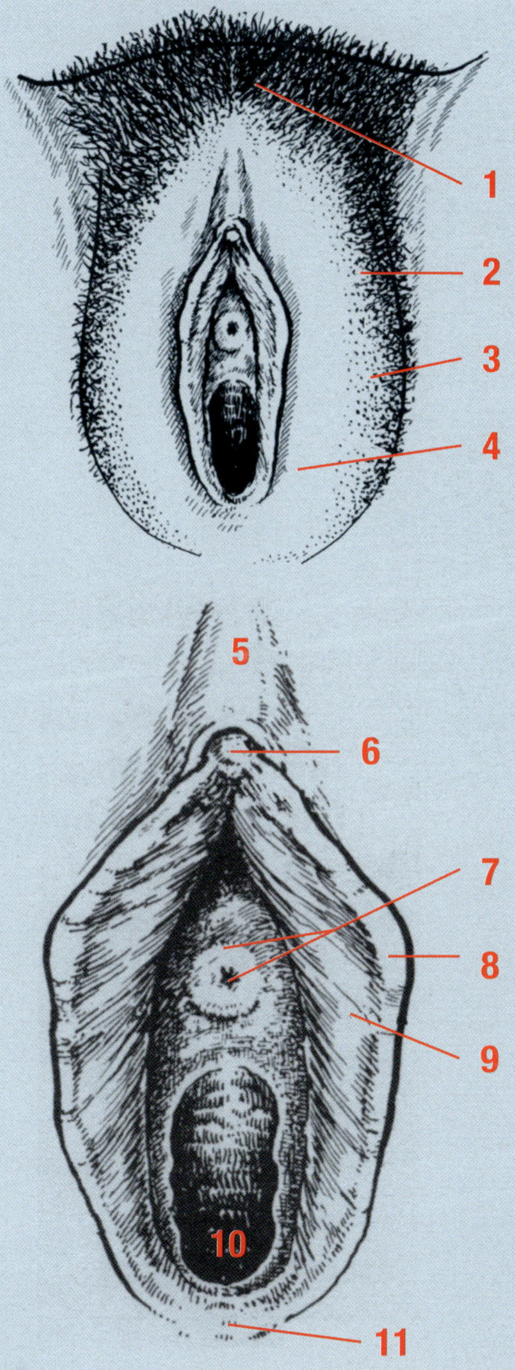
1
2
3
4
5
6
7
8
9
10
11

둔부 영역 Gluteal region = 엉덩이 Buttocks
허벅지 후방 부위 = 다리 뒷부분
뼈

1 장골릉(iliac crest)
2 후방 장골극(posterior iliac spine) i = 하, s = 상
3 좌골절흔(sciatic notch) g= 대, L = 소
4 L4 척추
5 L5 척추
6 천골(sacrum)
7 대퇴골(femur) h = 골두, g = 대전자, L = 소전자
8 둔근조면(gluteal tuberosity)
9 조선(linea aspera)
10 대퇴과(femoral condyle) L = 외측, m = 내측
11 내전근결절(adductor tubercle)
12 좌골결절(ischial tuberosity)
13 좌골극(ischial spine)
14 천장관절(sacro-iliac joint)
15 미골(coccyx)

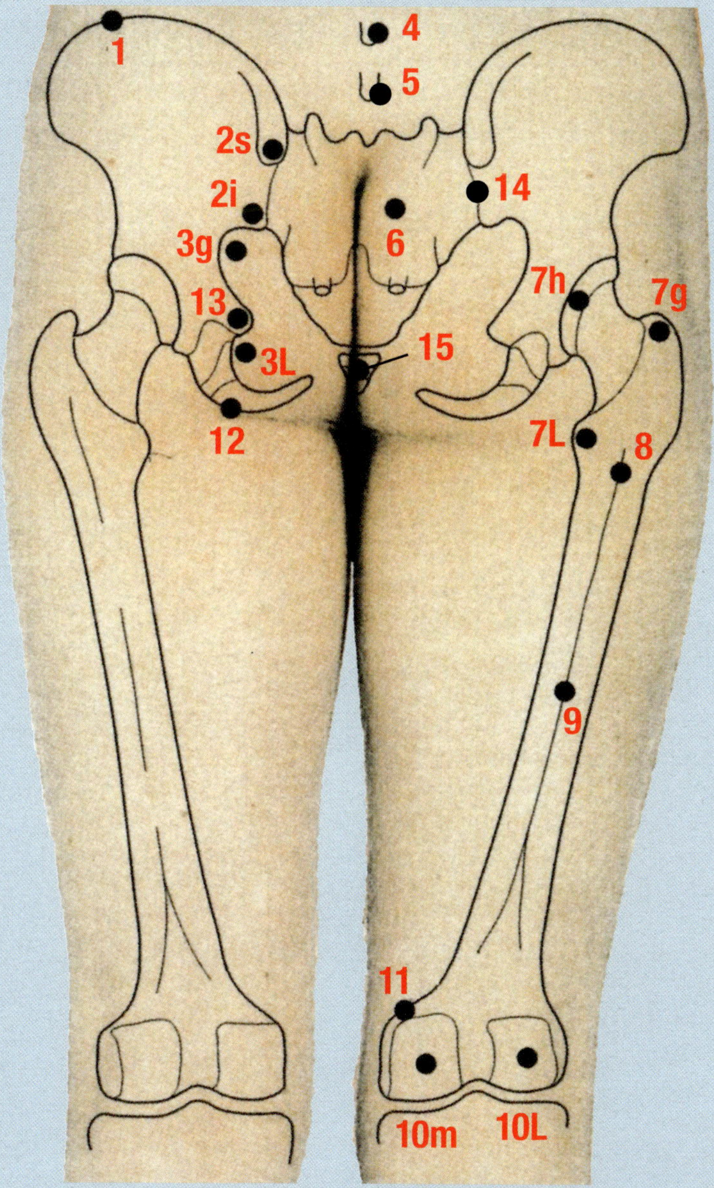
1
4
5
2s
2i
14
6
3g
7h
7g
13
15
3L
12
7L
8
9
11
10m
10L

둔부 영역 Gluteal region = 엉덩이 Buttocks
허벅지 후방 부위 = 다리 뒷부분
근육 + 좌골신경

1 대퇴근막장근(TFL) 작은 근육 - 긴 건

2 둔근(Gluteal muscles)

i = 대둔근(Gluteus Maximus)

ii = 중둔근(Gluteus Medius)

iii = 소둔근(Gluteus Minimus) (가장 심부)

3 후상장골극(PSIS)

4 4s - 천극인대(sacrospinous lig) 4t - 천결인대(sacrotuberous lig)

5 이상근(piriformis)

6 대퇴방형근(quadratus femoris)

7 대내전근(adductor magnus)

8 박근(gracilis)

9 내전근열공(adductor hiatus)

10 대퇴이두근(biceps femoris) L = 장두, s = 단두

11 반건양근(semitendinous)

12 반막양근(semimembranous)

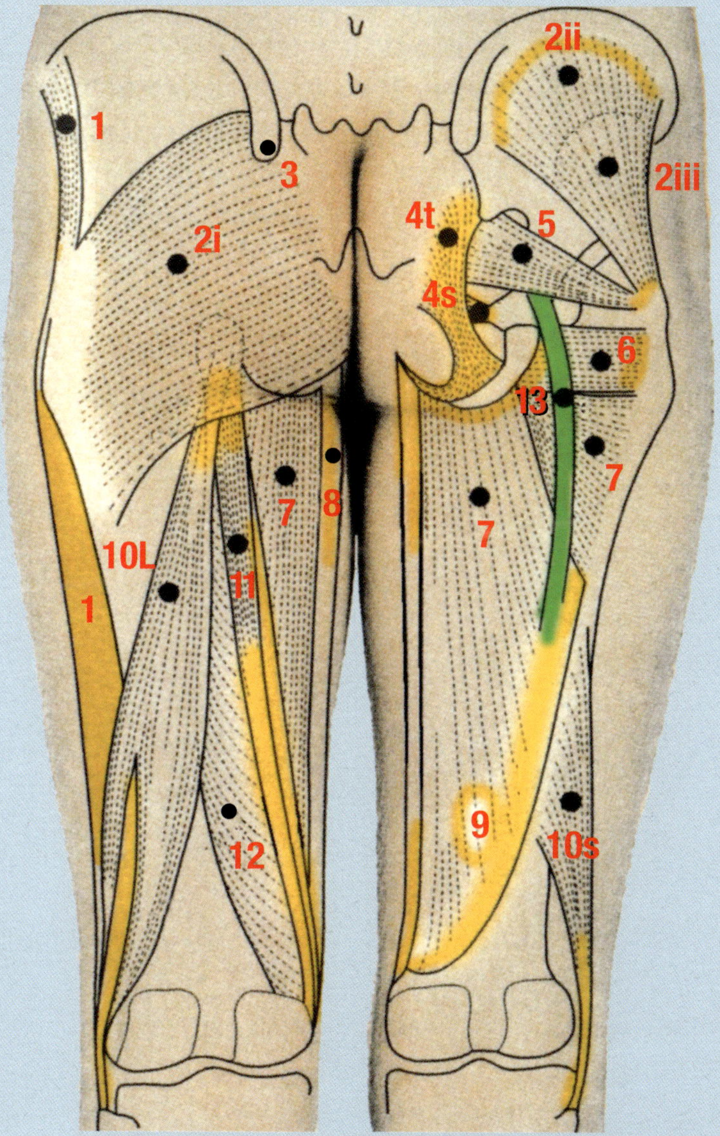

2ii
1
3
2iii
4t
5
2i
4s
6
13
8
7
7
7
10L
11
1
9
10s
12

손 Hand - 뼈 Bones
후방 표면 Dorsal surface

1 ph = 손가락 d = 원위 m = 중간 p = 근위
2 중수골(MC)
3 요골 s = 경상돌기, t = 후결절(dorsal tubercle)
4 척골 s = 경상돌기(styloid process)
5 대능형골(tapezium)
6 소능형골(trapezoid)

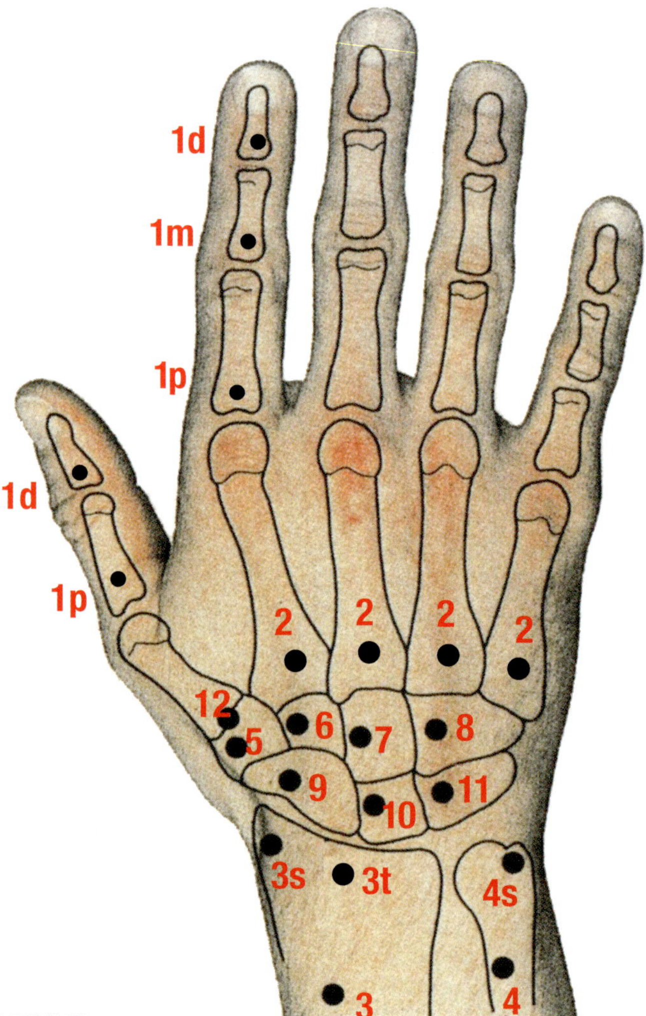

손 Hand - 뼈 Bones
전방 표면 Palmar surface

7 유두골(capitate)
8 유구골(hamate) h = 유구골 고리
9 주상골(scaphoid) t = 결절
10 월상골(lunate)
11 삼각골(triquetral)
12 C – 엄지의 중족골 관절
13 두상골(pisiform)

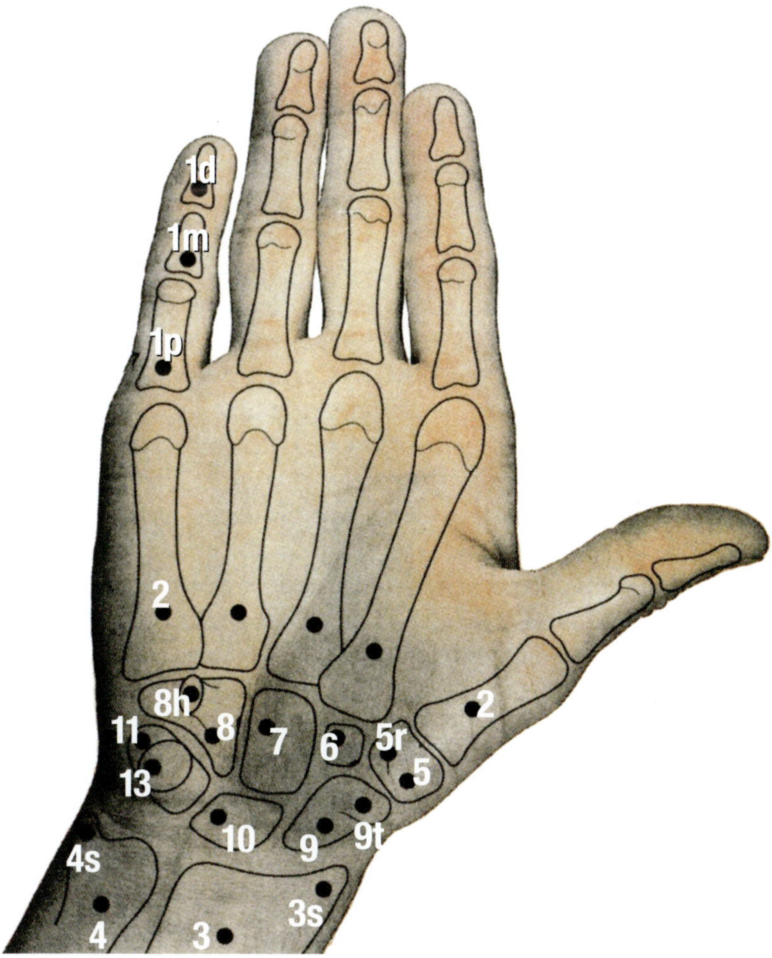

손 Hand - 손등 Dorsum
신전근의 건 & 윤활액 집 Extensor tendon & synovial sheath

손은 가동성이 상당히 크기 때문에 아주 강한 가동성의 건들이 부착되어 있어야 한다. 가동성을 더욱 증대시키기 위해서 이러한 건들은 제각기 손가락 베이스에서 시작하여 윤활액 집으로 싸여져 있다.

1 **장무지외전근(abductor pollicus longus)**
2 **단무지신근(extensor pollicus brevis)**
3 **장요측수근신근(extensor carpi radialis longus)**
4 **단요측수근신근(extensor carpi radialis brevis)**
5 **장무지신근(extensor pollicus longus)**
6 **시지신근(extensor indicis)**
7 **지신근(교통)(extensor digitorum(communicans))**
8 **소지신근(extensor digiti minimi)**
9 **척측수근굴근(extensor carpi ulnaris) – 회외 상태 / 외측면은 회내 상태에서 더 잘 나타남**
10 **신전 지지대(extensor retinaculum)**
11 **신전근의 활액점액낭 공유**

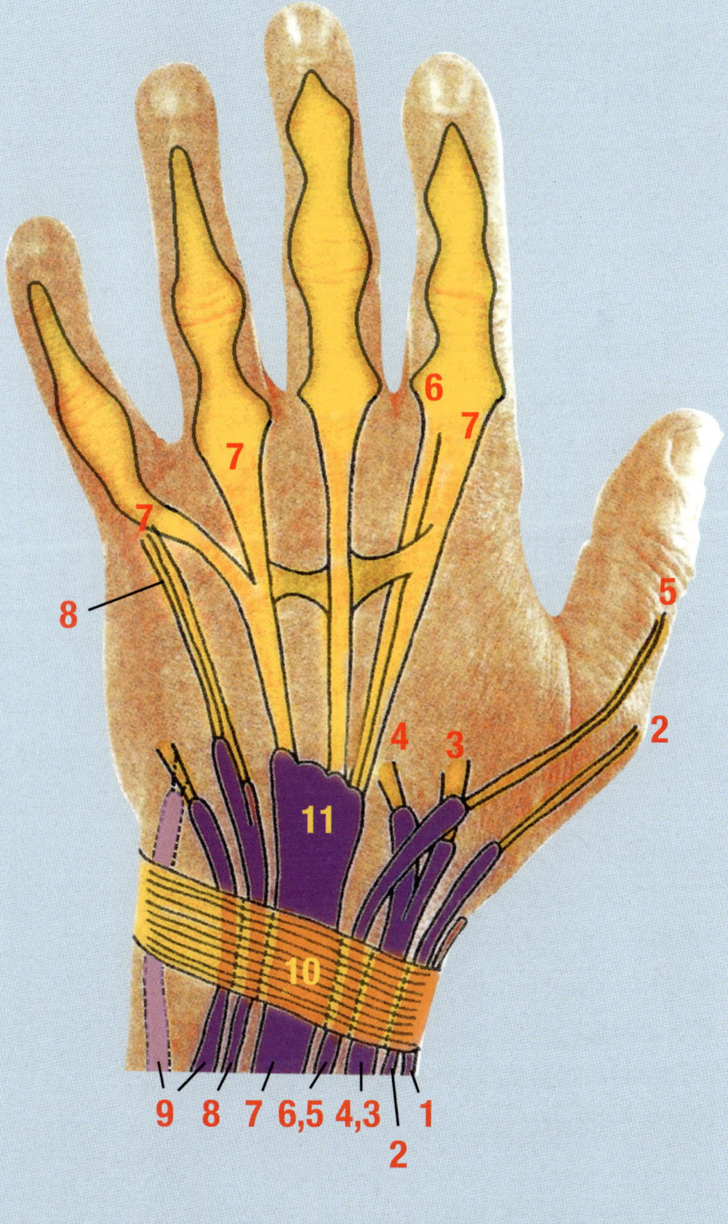
6
7
7
7
8
5
2
4
3
11
10
9
8
7
6,5
4,3
2
1

손 Hand - 손바닥 Palm
특성 Features

손바닥은 기능에 따라 여러 가지 다양한 많은 특징이 있지만, 대부분의 손에서 일관되게 여러 가지가 발견되는데, 그 안에는 세 개의 주요 손바닥 주름이 일반적으로 모지근과 소지근, 손가락 패드와 손바닥 패드를 서로 교차하지 않는 것도 포함된다(**3d**, **3p**, **5**).

두 개의 가로 주름(**3d**, **3p**)의 결합은 시미안 선(Simian line)이라고 불려지기도 하며, 다운증후군과 같은 몇 몇 유전병 환자의 손바닥에서 발견된다.

1 손가락 주름 – 지간관절 d = 원위 p = 근위
2 중수지관절에 있는 근위지 주름
3 손바닥의 가로주름 표면 d=원위
p = 근위
원위와 근위 사이의 손바닥 표면
4H 소지구(hypothenar)
4T 모지구(thenar eminence)
5 모지구 주름 = 세로 주름
6 손목 주름 d =원위 p = 근위/수근관
7 장수장근의 건(굴곡지지대 속으로 지나감)은 보이지 않을 수 있음 – 표재지굴근(flexor digitorum superficialis)의 건은 깊숙이 이 밑으로 지나가는 점에 주목 바람
8 엄지의 중수지관절에 있는 근위 폴룩스(pollux) 주름
9 엄지의 지관절에 있는 손가락 주름
(엄지에 단 한 개만 존재)
10 손가락 패드(finger pad)
11 엄지 웹(web)
12 손바닥 패드가 현저하다면 시상 손가락주름(sagittal finger creases) 사이에 놓일 수 있다.

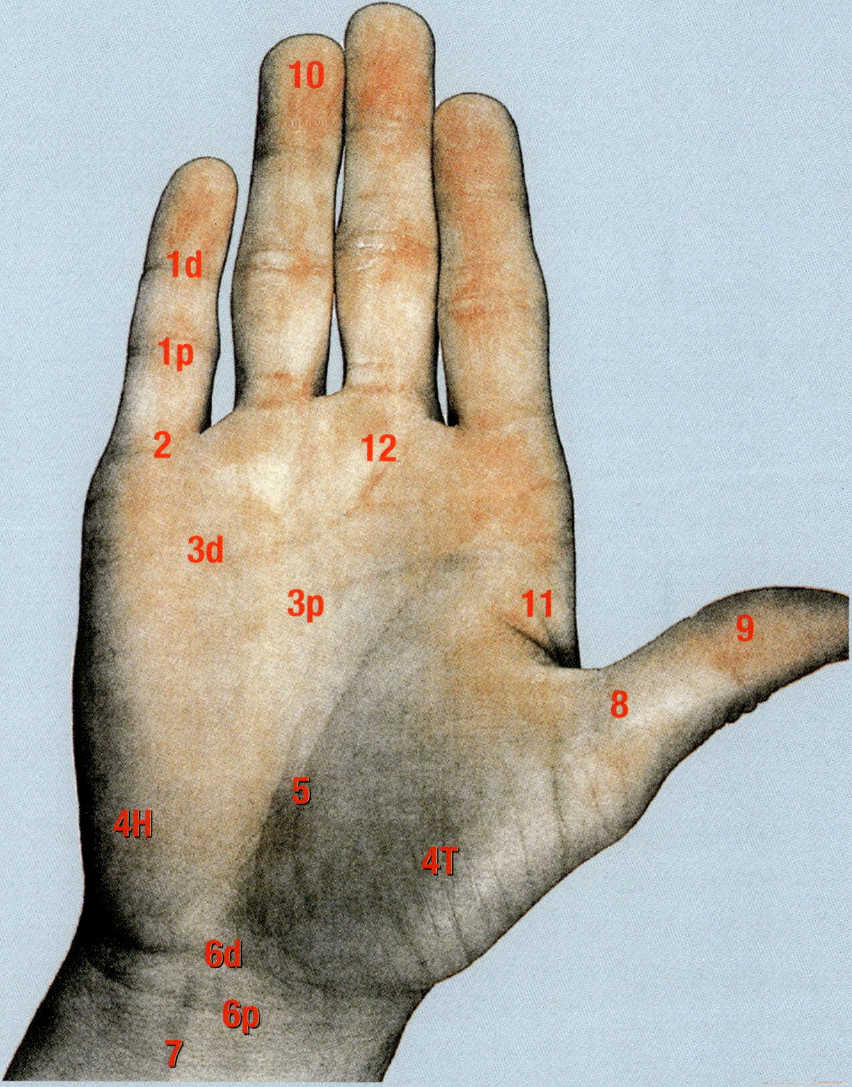
10
1d
1p
2
12
3d
3p
11
9
8
5
4H
4T
6d
6p
7

손 Hand - 손바닥 Palm
굴곡근의 건 & 윤활액 집 Flexor tendon & Synovial sheath

손바닥은 가동성이 매우 크고 물건을 잡을 수 있도록 설계되어 있으므로 강력하면서도 가동이 가능한 건이 부착해 있어야 한다. 이동성을 증대시키기 위해 이들은 활액낭을 형성하는 개개의 활액 집(sheath)에 수용되며, 이 중 다섯 번째 손가락의 것만이 활액 점액낭(**6**)과 연속적으로 이어져 있다(**5**). 그립 변경으로 강한 섬유밴드(**1d**, **1p**, **2**, **7** & **10**)로 제어되지 않으면 건이 구부러질 수 있다. 스킨 테더링(skin tethering)으로 식별 할 수 있으며, 이것은 손바닥 특징의 일부를 형성한다.

1 손가락 굴곡 섬유 집(fibrous sheath) d=원위 p=근위
(굴곡 집(sheath)의 두꺼워진 밴드)
2 표재 횡중수골인대(superficial transverse MC ligament)
3 손가락 윤활액 집(synovial sheath)
4 굴곡근의 건 4p = 심수지굴근(flexor digitorum profundus)의 건#
4s = 표재지굴근(flexor digitorum superficialis)의 건
5 소지굴근(digit minimi) 손가락의 윤활액 집
...와 연결되어 있는
6 손바닥 윤활액 낭(synovial bursa)
7 굴곡 지지대*(flexor retinaculum FR)
8 장무지굴근의 건(flexor pollicus longus tendon) – 이 또한 굴곡 지지대 아래로 지나가고 있음에 주목 바람
9 표재지굴근과 심수지굴근의 건은 그들 공통의 섬유 집(fibrous sheath) 안에서 함께 굴곡 지지대 아래를 지나 손바닥으로 이어진다.
10 두꺼워진 장무지글근의 섬유 집(fibrous sheath)
11 장무지굴근 건의 원위부 부착점

(이 건은 원위지에 종지점을 가지는데 – 이는 심부 근육들이 표재근육 아래 부착하는 경우와는 다르다 – 골격 근육의 A~Z 참조)

*수근관증후군이 발생하는 자리 – 이 굴곡 지지대는 신전 지지대보다 더 원위부에 있다.

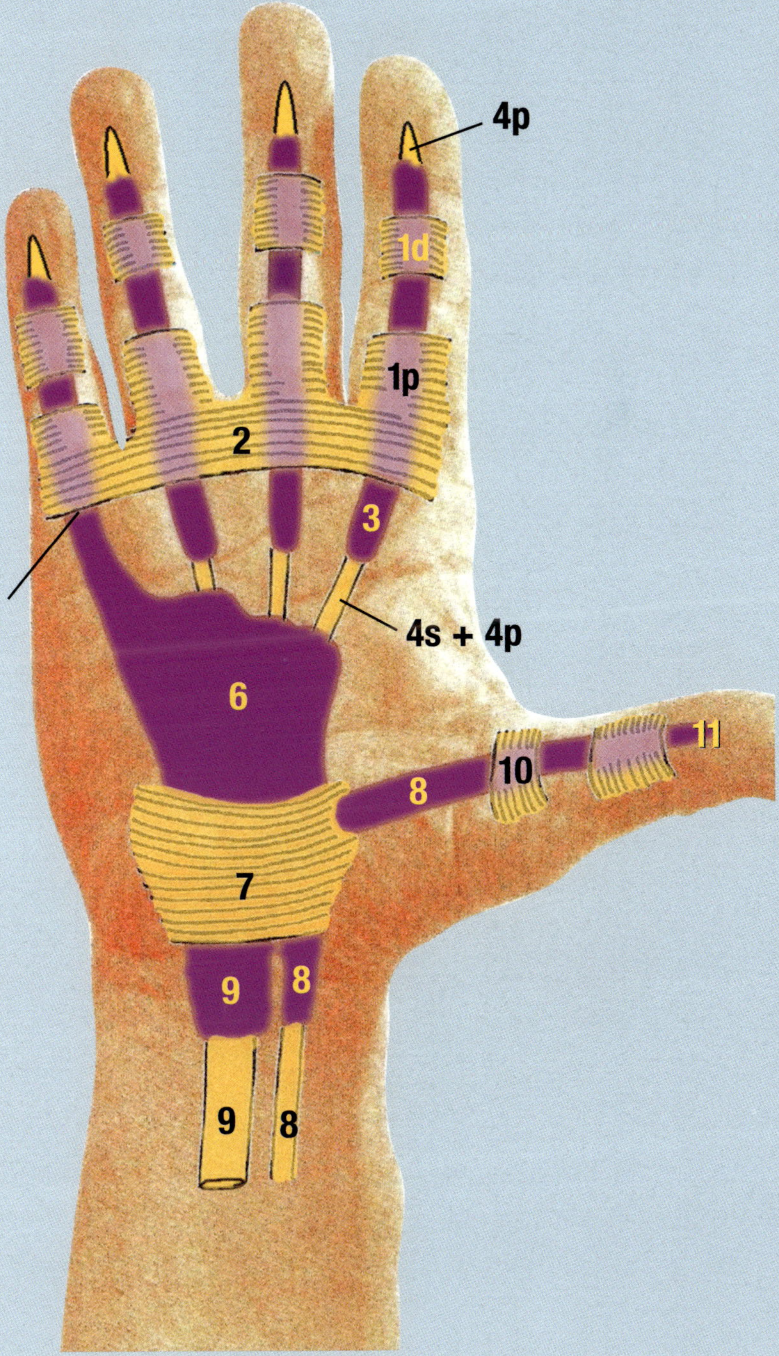
4p
1d
1p
2
3
5
4s + 4p
6
11
10
8
7
9
8
9
8

손 Hand - 손바닥 Palm 굴곡지지대 Flexor Retinaculum + 신경 Nerve

신경, 혈관 및 건은 수근골에 연결되어 관(tunnel) = 수근관(carpal tunnel)을 형성하고 있는 경직성 굴곡 지지대(FR)아래로 지나간다 – 따라서 이러한 구조가 부어오르면 통증이 유발되고, 움직임에 제한이 일어나며, 조직에 손상을 일으킬 수 있다 – 수근관증후군(carpal tunnel syndrome).

1 **정중신경의 순환지류(recurrent branch of the median N.)**
2 **대능형골 능선(ridge of trapezium)**
3 **주상골결절(scaphoid tubercle)**
4 **정중신경(median N.)**
5 **척골신경(ulnar N.)**
6 **두상골(pisiform bone)**
7 **유구골 고리(hook of hamate)**
8 **굴곡 지지대(flexor retinaculum)**

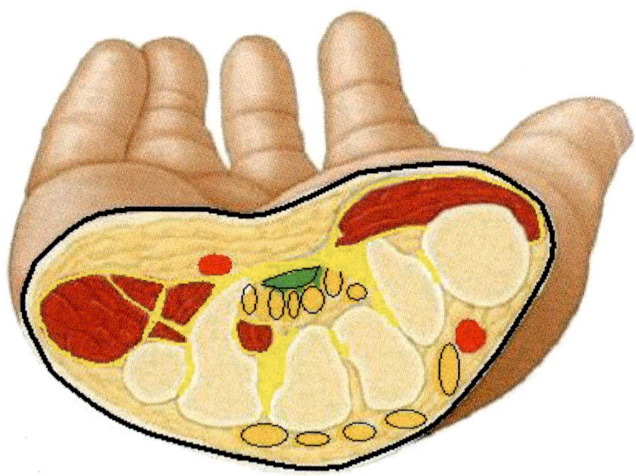

강한 경직성의 굴곡 지지대(FR) 아래에서 건과 신경들이 눌리는 현상에 주목 바람 – 반복되는 부상으로 인해 이 구조(FR)가 부어오르게 되면 통증이 발생하게 되고, 엄지, 검지, 중지의 기능이 감소하게 되는데, 이는 굴곡 지지대(FR)를 칼로 절단함으로써 증상을 이완시킬 수 있다.

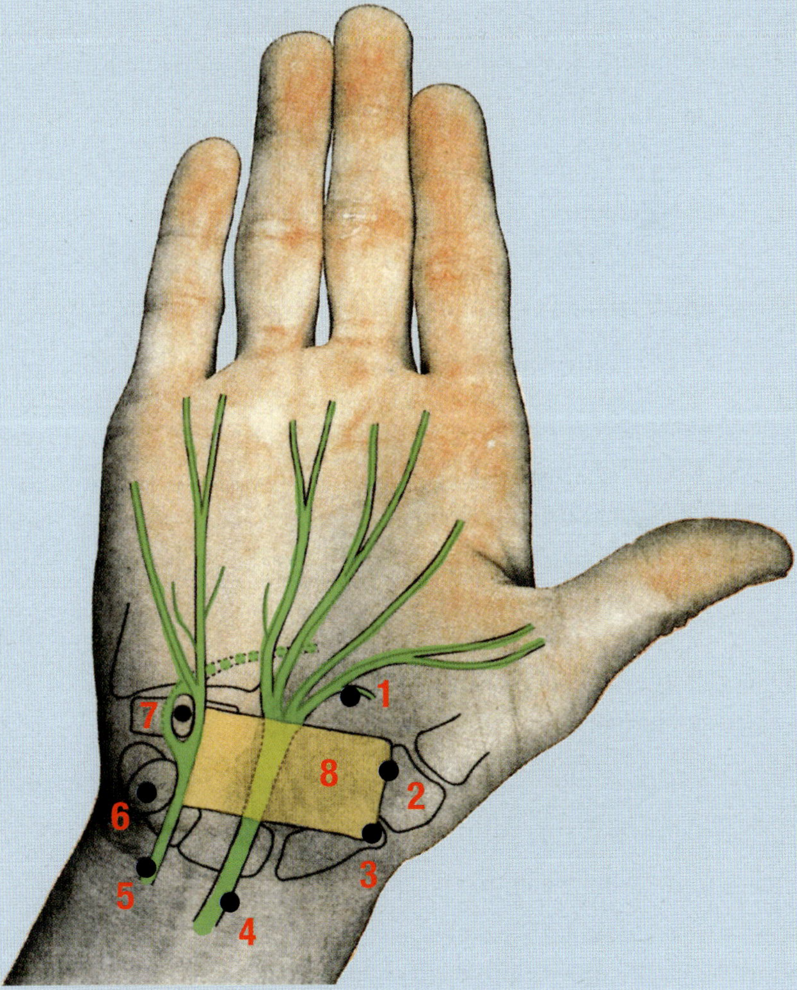
1
2
3
4
5
6
7
8

손 Hand
손바닥 표면 Palmar surface
모지구 + 소지구 Thenar + Hypothenar eminence

손바닥에 외측면 붓기의 대부분은 모지구(Thenar eminence)에서 발생하며, 엄지의 근육은 수근관 터널에서 나오는 정중신경의 순환지류에 의해 공급된다(정중신경 테스트는 모지구 근력 테스트로 할 수 있음) – 내측면 붓기=소지구(척골신경에 의해 공급)

1 **소지외전근(abductor digiti minimi)**
2 **소지굴근(flexor digiti minimi)**
3 **소지대립근(opponens digit minimi)**

1 + 2 + 3 = 소지구(hypothenar eminence)

4 **무지내전근(adductor pollicis)**
5 **단무지굴곡근(flexor pollicis brevis)**
6 **무지대립근(opponens pollicis)**
7 **단무지외전근(abductor pollicis brevis)**

4 + 5 + 6 + 7 = 모지구(thenar eminence)

8 **수장건막(palmar aponeurosis)**
9 **굴곡 지지대(FR)**

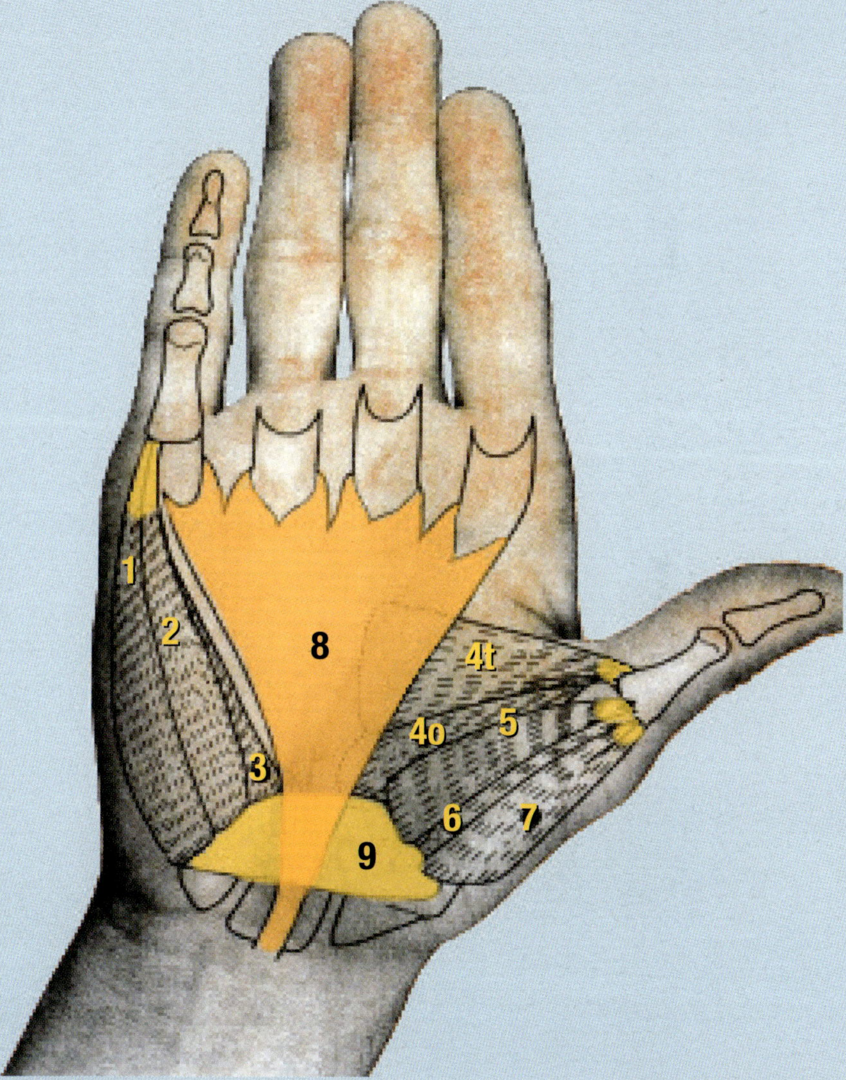
1
2
8
4t
4o
5
3
6
7
9

심장 Heart

가슴벽(chest wall)에 있는 심방(heart chamber)의 전방 투영도

1 **왼쪽 총경신경(common carotid artery)**
2 **대동맥 아치(aortic arch)**
3 **오른쪽 상두트렁크(brachiocephalic trunk)**
4 **폐동맥(pulmonary artery)**
5 **좌심방(L auricle)**
6 **좌심실(L ventricle)**
7 **심장 꼭대기(heart apex)**
8 **우심실(R ventricle)**
9 **하대정맥(IVC)**
10 **우심방(RA)**
11 **상대정맥(SVC)**

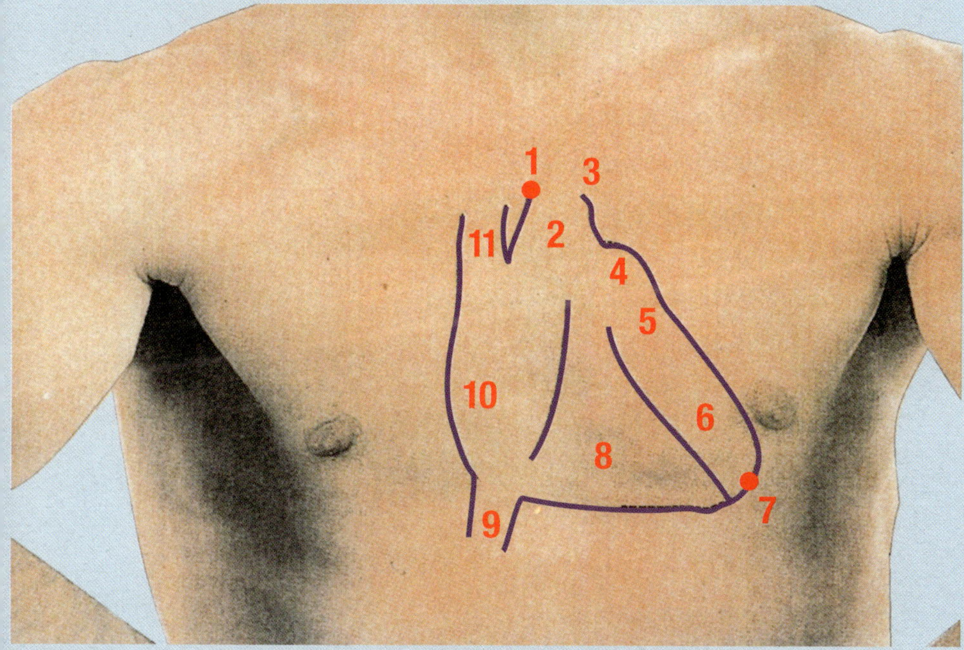
1
3
11
2
4
5
10
6
8
7
9

고관절 Hip - 허벅지 Thigh
근육 Muscle

근육의 측면 view-심부 층

1 장요근(iliopsoas)
2 전상장골극(촉진가능 – 9에서 전상방)
3 장골릉(iliac crest)
4 소둔근(gluteus minimus)
5 이상근(piriformis)
6 후상장골극(PSIS)
7 천극인대(sacrospinous lig.)
8 천결인대(sacrotuberus lig.)
9 대전자(greater trochanter)(외측면에서 촉진가능)
10 중간광근(vastus intermedius)
11 치골 체(body of pubis bone)

2 – 9의 오른쪽 삼각형 = Bryant's 삼각형

만약 9(대전자)가 더 높이 올라가 있고, 더 전방으로 기울어져 있다면 그것은 아마도 대퇴골의 골경# 때문이다(# 고관절).

근육의 측면 view-표재 층

12 중둔근(gluteus medius)
13 대둔근(gluteus maximus)
14 대퇴이두근의 장두(long head of biceps femoris)
15 반건양근(semitendinous)
16 외측광근(vastus lateralis)
17 대퇴직근(rectus femoris)
18 봉공근(sartorius)

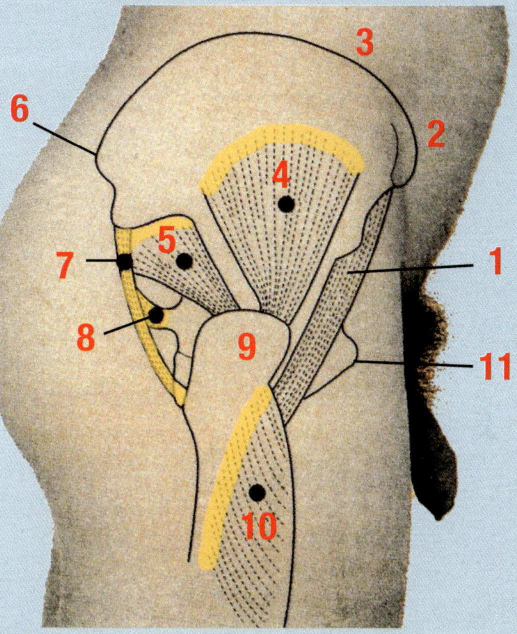
3
6
2
4
5
7
1
8
9
11
10

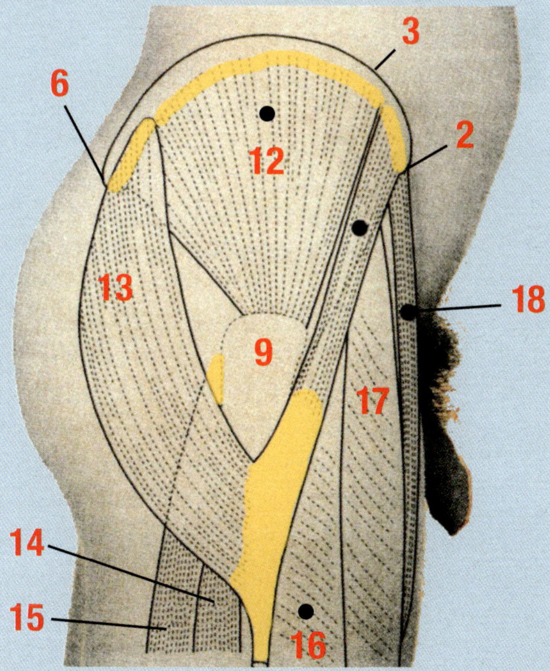
3
6
2
12
13
18
9
17
14
15
16

서혜 영역 Inguinal region
림프절 Lymph Node

전방 view-표재 림프절의 위치를 나타내 보이고 있음

심부 서혜 림프절은 촉진은 불가능하나, 이 림프절과는 서로 상통하고 있다.

이 림프절들은 허벅지, 전방 복부, 회음, 항문을 배수하고 그리고 사타구니 골(groin groove)에 나열되어 있다 – 이 림프절들은 정상적으로는 촉진이 가능하나 감염이 되었거나 악성종양일 경우에는 그 사이즈가 커지면서 통증이 발생한다.

그림에서 보여주는 바와 같이, 서혜부 림프절 검사는 서 있는 자세에서 쉽게 할 수 있다.

*림프절들은 배수된 부위(draied area)에서 암에 대한 일차적인 사인이 나타나기 때문에 임상적으로 매우 중요하다는 점에 주목 바람.

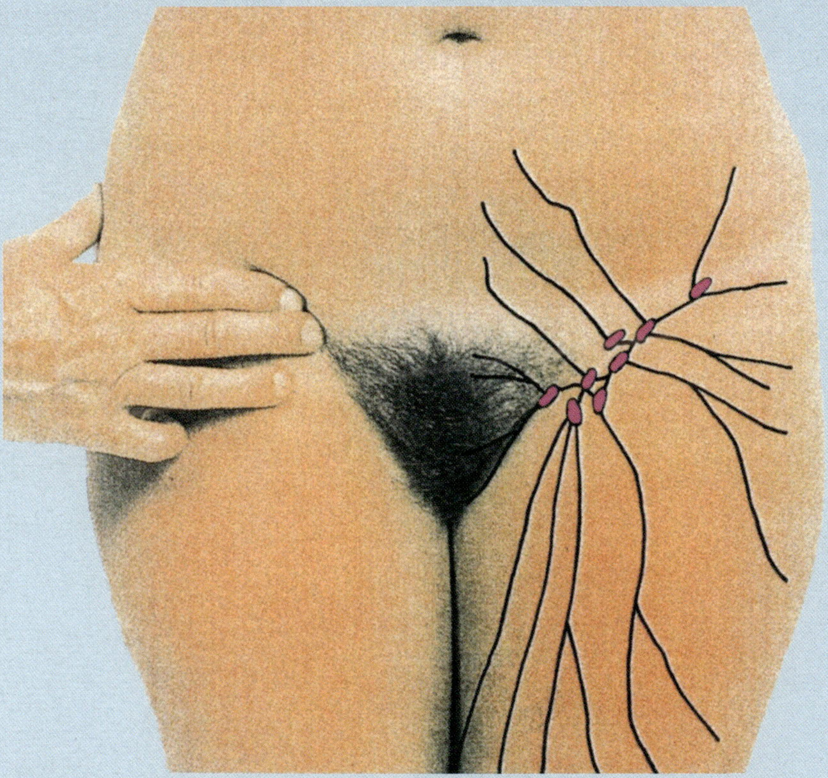

신장 Kidney - 방광 Bladder
십이지장 Duodenum - 췌장 Pancreas

복벽에 있는 장기의 전방 투영도

방광은 안에 소변으로 가득 차 있을 때 골반 가장자리(pelvic rim)와 배꼽 사이에서 촉진이 가능하나 – 그렇지 않을 경우에는 골반 내에서 가능하다.

신장은 복벽의 후방 부위에 부착해 있는데 – 높이 11 cm – 장골릉 위, 하부 늑골 아래(바로 누운 자세에서)에 위치해 있다 – 제(hilae)는 중간선에서 4–5 cm 내측으로 보고 있는데, 이는 요로가 방광 뒤에서 커브하기 전의 형상과 같다. 방광 뒤에서 커브하기 전에 요관이 그러하다. 서 있는 자세에서 오른쪽 신장은 횡유문면(transpyloric plane)에서 왼쪽 신장보다 6 cm까지 더 아래에 위치해 있다. 자세는 장기의 위치에 10 cm까지 영향을 미칠 수 있으며, 심지어는 후벽에 붙어버리기도 한다.

1 **신장(kidney) L & R**
2 **췌장(pancreas)**
3 **십이지장(duodenum)**
4 **요로(ureter) L & R**
5 **방광(bladder)**

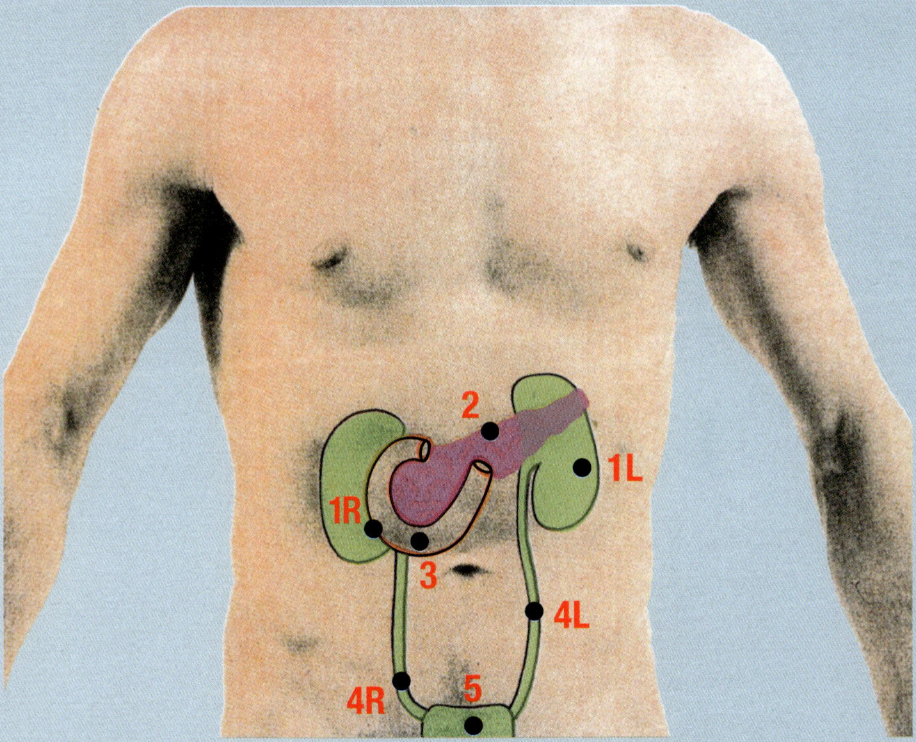
2
1L
1R
3
4L
4R
5

무릎 Knee - 굴곡 상태 Flexed
외측 Lateral
내측 Medial

무릎은 신체에서 가장 불안정한 관절이다. 무릎 양 뼈의 표면이 호환되지 않고 지지가 거의 또는 전혀 제공되지 않기 때문에 구조적 완전성을 위해 인대와 근육에 광범위하게 의존한다.

1 대퇴직근(Rectus femoris) t = 건
2 외측광근(Vastus lateralis) 2L / 내측광근(V medialis) 2 m
3 대퇴이두근(Biceps femoris) t = 건(쌍익상 근육)
4 장경인대(iliotibial tract)
5 슬개골(patella)
6 대퇴과(femoral condyle) L = 외측, m = 내측
7 외측측부인대(lateral collateral ligament)
8 반월판(meniscus) l = 외측, m = 내측
9 공통 건 종지점 = 슬개골 건(the patella tendon) (점액낭 뒤편)
10 경골과(tibial condyle) l = 외측, m = 내측
11 총비골신경(common peroneal N.)
12 비골골두(head of fibula)
13 반막양근(semimembranous)
14 봉공근(sartorius)
15 박근(gracilis)
16 반건양근(semitendinous)

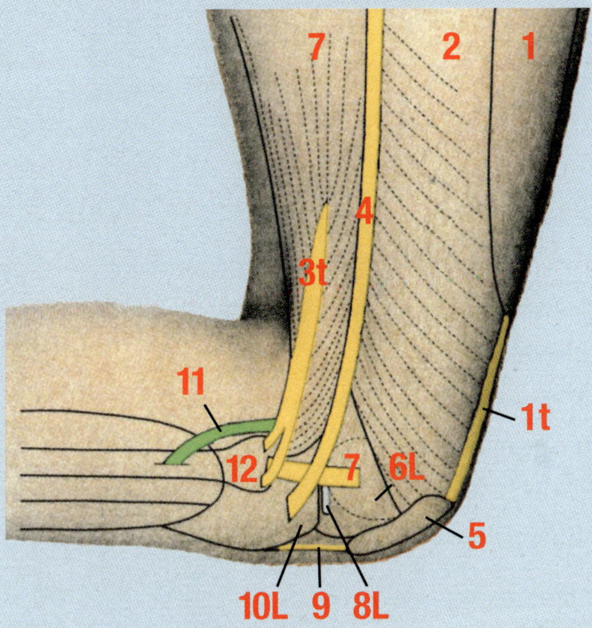
7
2
1
4
3t
11
1t
12
7
6L
5
10L
9
8L

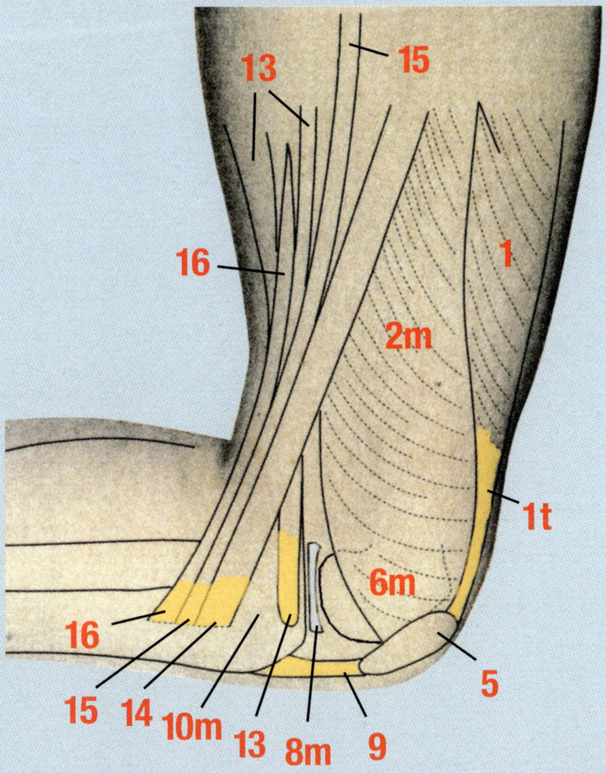
13
15
16
1
2m
1t
6m
16
5
15
14
10m
13
8m
9

대장 Large intestine

전면(anterior)

대장의 표면 투영도는 배안의 장간막과 그 위치를 나타내 보여줌

1 회장(ileum)

2 맹장(caecum) 1－2 회맹접합부(ileocaecal junction)

3 상행결장(asending colon) = 오른쪽 대장

4 간굽이(hepatic flexure)

5 횡행결장(tansverse colon = horizontal colon) & 장간막(mesentery)

6 비장굽이(splenic flexure)

7 하행결장(decending colon) = 왼쪽 대장

8 구불결장(sigmoid colon) & 장간막(mesentery)

IS－극간면(interspinous plane)

MCL－쇄골 정중선(midclavicular line)

TP－날문가로면(transpyloric plane)

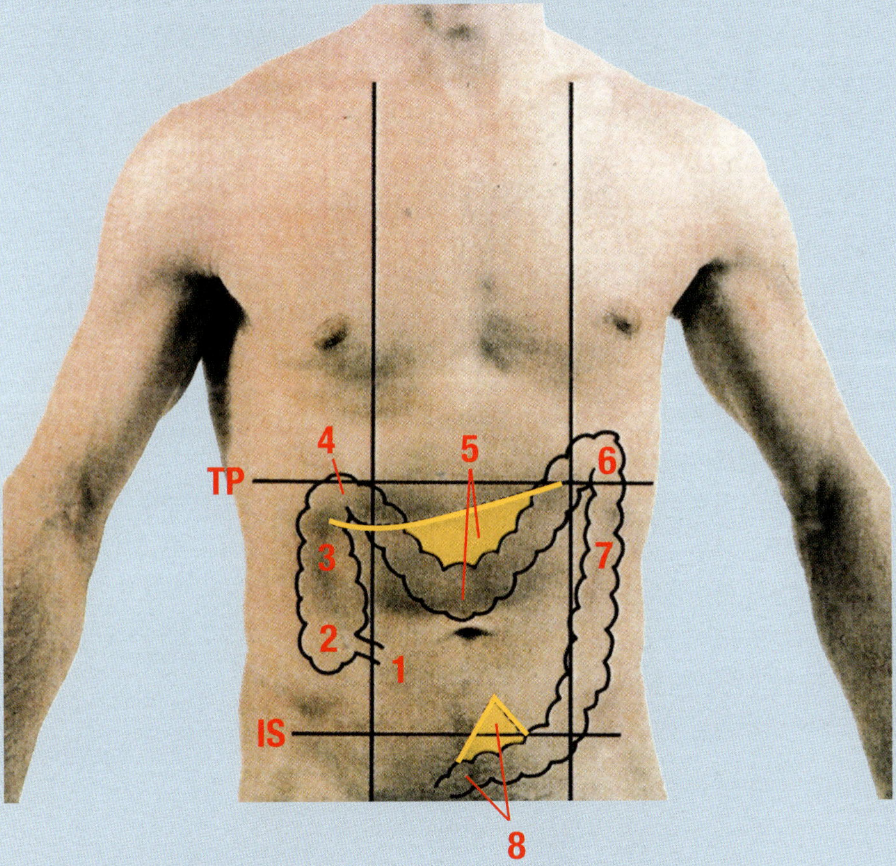
4
5
6
TP
3
7
2
1
IS
8

하퇴 Lower leg
근육 Muscles

다섯 view로 보여주고 있음-
전면, 외측, 내측, 후면-심부 & 표재

무릎은 인체에서 가장 불안정한 관절이다. 무릎 양 뼈의 표면이 호환되지 않기 때문에 구조적 완전성을 위해 인대와 근육에 광범위하게 의존한다. 이러한 근육과 인대들은 허벅지에서 하퇴에 이르는 관절을 가로질러 부착해 있는데, 많은 경우는 슬개골을 통해 부착해 있다.

1 슬개골(Patella) t = 건(tendon)
2 봉공근(sartorius)
3 경골근(tibialis muscles)
3a 전경골근(tibialis anterior) / 3p 후경골근(tibialis posterior)
4 장지신근(extensor digitorum longus; EDL)
5 장모지신근(extensor hallicus longus; EHL)
6 상신전 지지대(ER)
7 족배동맥(dorsalis pedis artery) – 주로 맥박을 느낄 수 있는 주요 브랜치 – 1st 발등 중족골 관절
8 제삼비골근(peroneus tertius)
9 박근(gracilis)
10 반건양근(semitendinous)

11 비복근(gastrocnemius)

11t 건 = 종골 건 = 아킬레스 건

12 굴곡 지지대(FR)

13 후경골동맥(posterior tibial artery)

14 장지굴근(flexor digitorum longus; FDL)

15 장모지굴근(flexor hallicus longus; FHL)

16 가자미근(soleus)

17 장경인대(iliotibial tract)

18 장, 단비골근(peroneus longus & brevis(L, b)

19 총비골신경(common peroneal N.)

20 외측측부인대 = 비골측부인대(lateral collateral lig. = fibular collateral lig.)

21 내측측부인대 = 경골측부인대(medial collateral lig. = tibia collateral lig.)

22 무릎관절 캡슐(capsule of knee joint)

23 슬와근(popliteus)

24 장모지굴근(flexor hallicus longus; FHL)

25 대퇴이두근(biceps femoris) t = 건

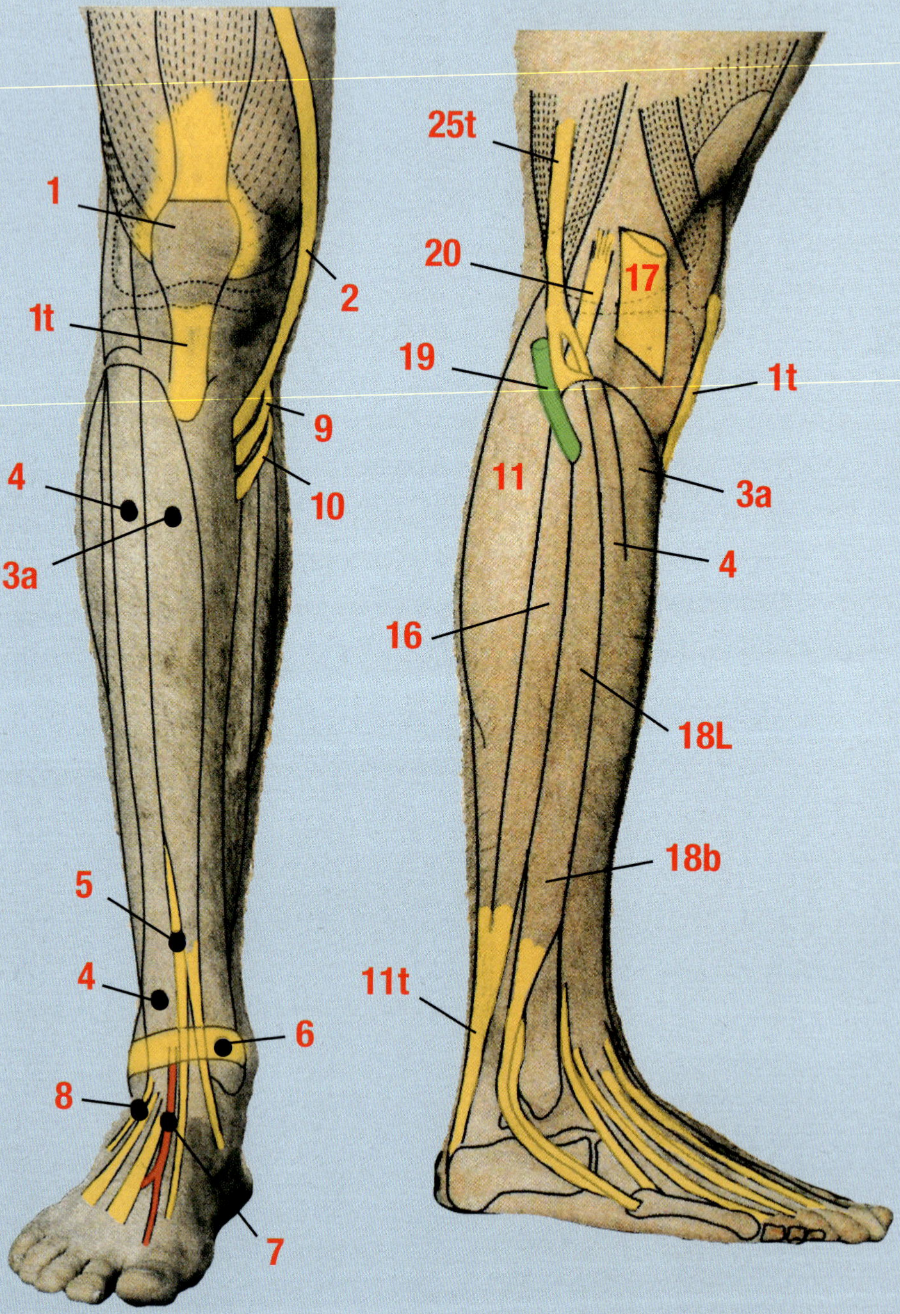
1
2
1t
9
10
4
3a
5
4
6
8
7
25t
20
17
19
1t
11
3a
4
16
18L
18b
11t

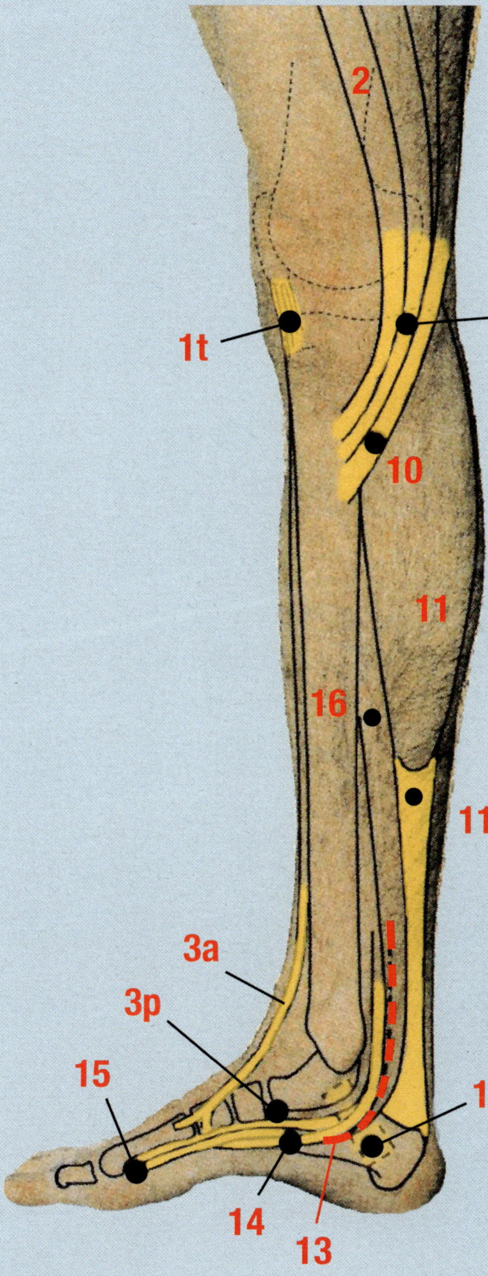
2
9
1t
10
11
16
11t
3a
3p
15
12
14
13

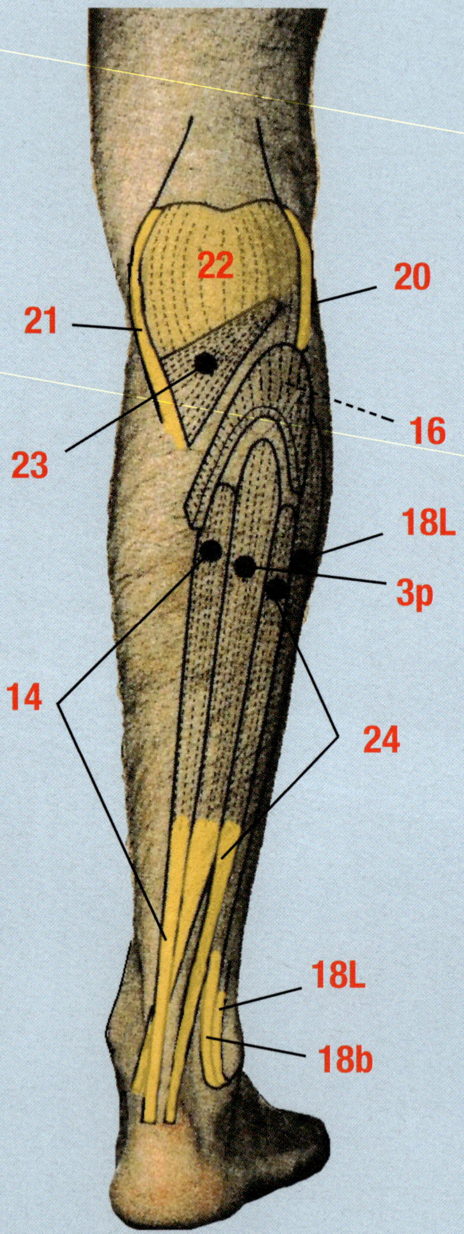
22
20
21
16
23
18L
3p
14
24
18L
18b

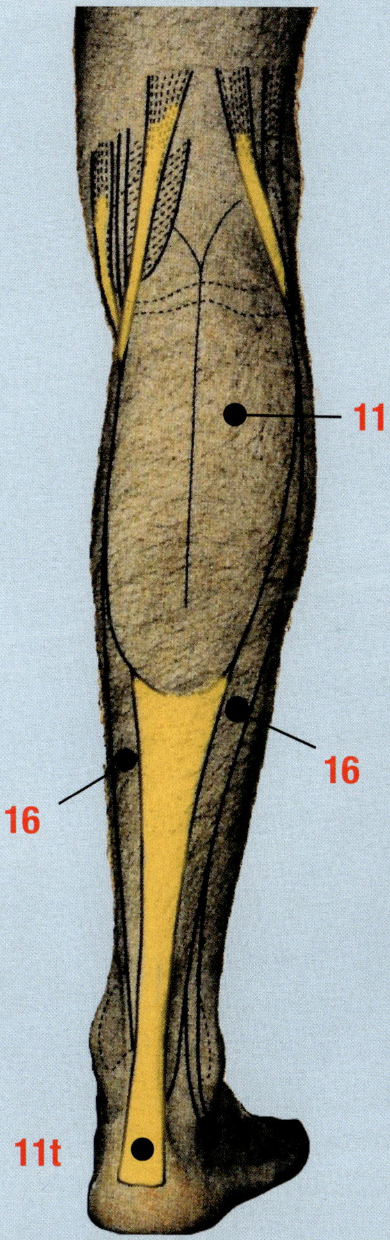
11
16
16
11t

폐 & 늑막 Pleura

점선을 통해 후방 마킹이 투영된 전방 view

폐는 가슴 안의 대부분을 가득 메우고 있다.

폐는 늑막 색(pleura sac)*에 의해 라인을 이루고 있는데 – 흉벽 색의 2X – 그 사이에는 액체로 채워져 있어 호흡 시 움직임에 촉진제 역할을 한다. 이 두 층 사이에 공기는 존재하지 않는다.

내장 늑막은 폐와 그 갈라진 틈 부위 – 횡격막, 늑골 및 근육의 정수리에 부착되어 있으며, 폐는 더 작아서 늑막 층과 이 영역에서 만나게 되고, 늑골횡격막 오목(costodiaphragmatic recess) (3) 사이에는 폐 조직이 존재하지 않으며, 이곳에서 액체를 샘플링하거나 배출 할 수 있다.

왼쪽 폐 2개 엽(lobe) – 상 & 하 + 심장 절흔(cardiac notch)
오른쪽 폐 3개 엽(lobe) – 상, 중, 하 + 갈라진 틈(fissure)

L 왼쪽 폐 – u = 상엽 l = 하엽
R 오른쪽 엽 – u = 상엽, l = 하엽, m = 중간엽

1 벽측 늑막(parietal pleura) 아웃라인
1ai 벽측 늑막의 전하방 경계면
1pi 벽측 늑막의 후하방 경계면
a = 전방, p = 후방, i = 하방 경계면
폐와 늑막 사이 1 – 2 cm
2 폐/내장 늑막의 아웃라인
a = 전방, p = 후방, i = 하방 경계면
3 늑골횡격막 오목(costodiaphragmatic recess)
4 폐 꼭대기(apical lung) 쇄골의 2 – 3 cm 위 – 벽측 늑막 = Sibson's 근막
5 심장 절흔 – 왼쪽 4th 늑간 폐 + 벽측 늑막 마킹
6 경사열(oblique fissure) – 폐 + 벽측 늑막 마킹 L & R
7 수평열(horizontal fissure) = 횡열(transverse fissure – 오른쪽에만 4th 늑간

* 중피종(mesothelioma)은 늑막에서 발생하는 암이라는 점에 주목 바람.

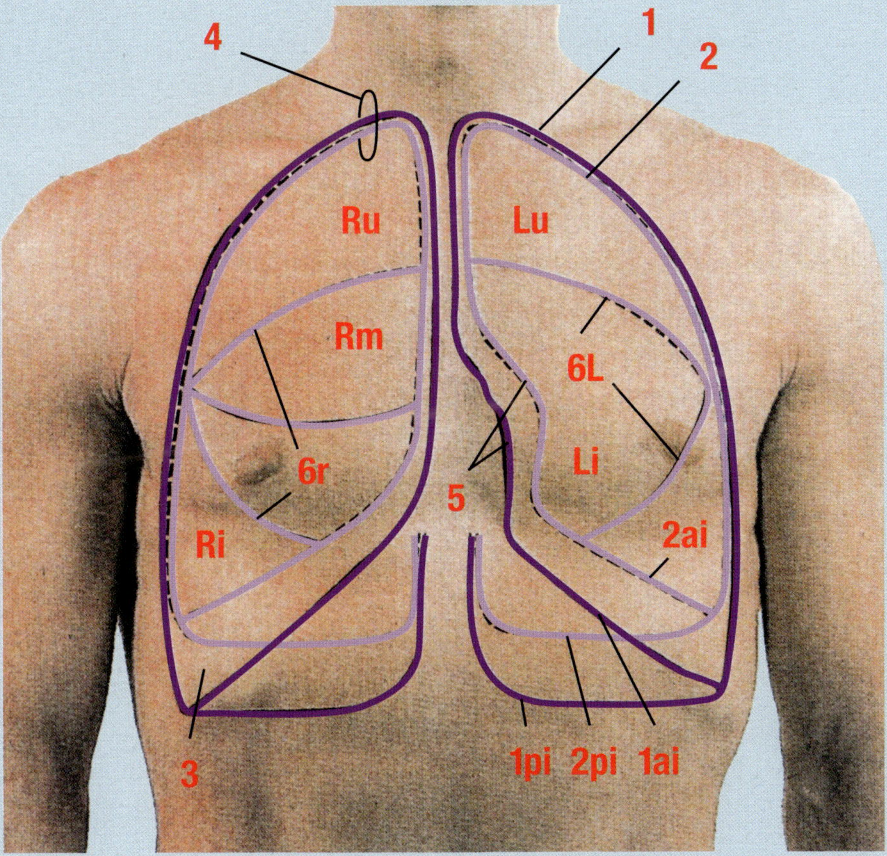
4
1
2
Ru
Lu
Rm
6L
6r
Li
5
Ri
2ai
3
1pi
2pi
1ai

입 Mouth
침샘 Salivary gland

입 벌린 상태(Open mouth)

침샘이 열려있는 상태를 나타내 보이고 있음

1 이하선(parotid gland)
2 2nd 어금니(2nd molar tooth)
3 경구개(hard palate)
4 연구개(soft palate)
5 소대(frenulum)
6 설근(root of the tongue)
7 설하선(sublingual gland) 구멍(어느 한 쪽의 소대)
7p 설하유두(sublingual papilla)
8 설하림프절(sublingual LNs)
9 설하주름(sublingual fold) [샘(gland)과 관(duct) 포함]

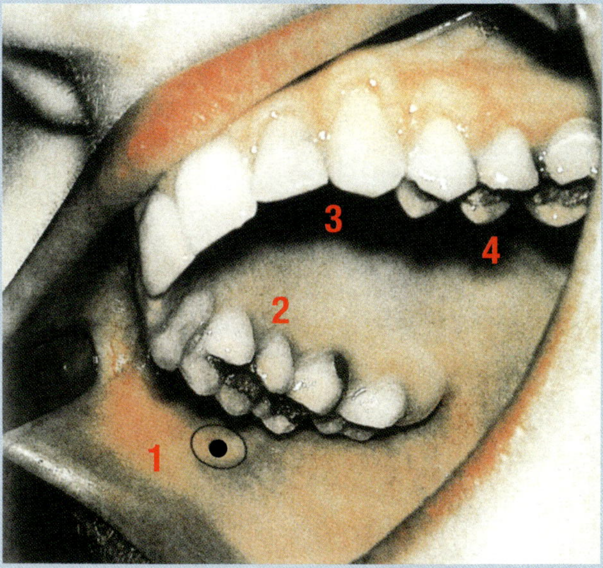
3
4
2
1

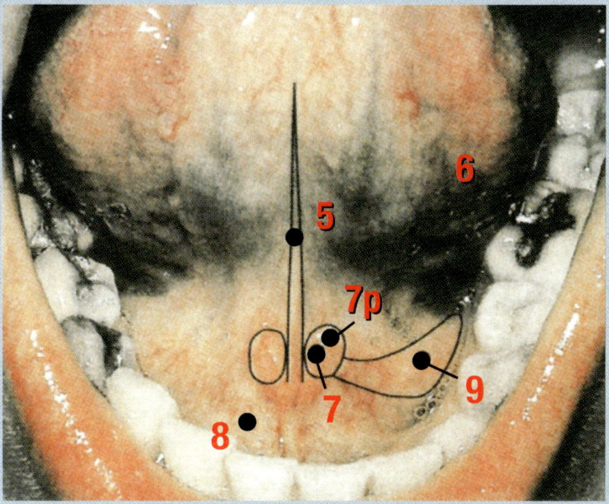
6
5
7p
7
9
8

입 Mouth
구개수 Uvula - 편도 Tonsil

입 벌린 상태(Open mouth)-

이완된 상태의 구개수 및 편도와 들려진 구개수를 나타내 보이고 있음.

아~~~ 소리를 질렀을 때, 구개수는 들어 올려진 상태에서 병변이 있는 쪽으로 치우쳐 진다-이것은 미주신경(뇌신경 X) (vagus N; CN X)의 인두가지(pharyngeal branch)를 테스트하기 위한 것이다.

1 **연구개(soft palate)**
2 **구협(fauces) a = 전방 아치, p = 후방 아치**
3 **성곽유두(circumvalate papillae) – 전방 2/3와 후방 1/3 사이**
4 **구개수(uvula)**
5 **구인두(oropharynx)**
6 **편도와(tonsilar fossa)**
7 **구개편도(palatine tonsil)의 상부 경계면**
8 **경구개(hard palate)**

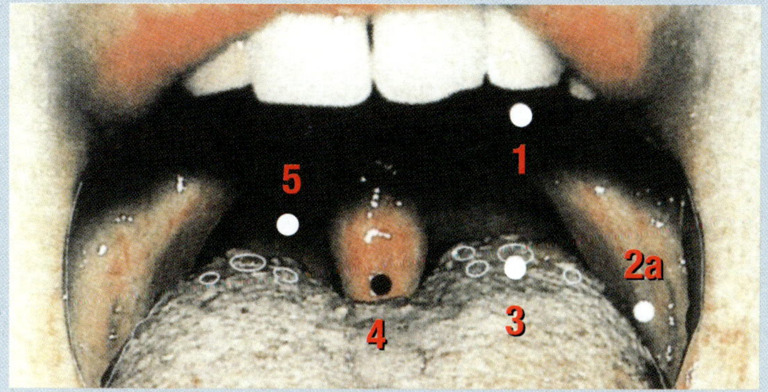
5
1
2a
4
3

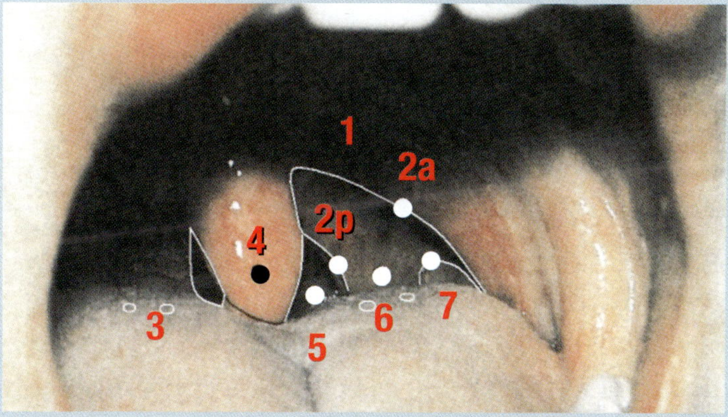
1
2a
2p
4
3
5
6
7

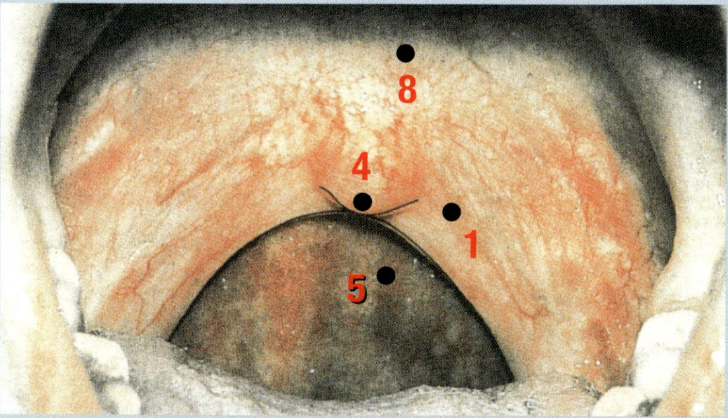
8
4
1
5

손톱 Nail - 엄지 Thumb

외부 view(external view) -

손톱과 모든 손가락의 공통 구성 요소에 관한

손톱은 손가락(발가락)의 민감한 바닥 부분을 보호하는 기능을 하며, 그것은 단단한 단백질로 만들어져 있다. – 케라틴(keratin). 손가락 손톱은 하루에 0.1 mm씩 자라나는데 – 이것은 발가락의 성장 속도보다 6배나 빠르다. 손톱은 손상을 입었을 때 더 빠른 속도로 자란다.

1 **외측 손톱 골(nail groove)**
2 **손톱몸통(nail body) = 손톱판(nail plate)**
3 **손톱성곽(nail wall)**
4 **반월(lunula) = half moon(엄지에서 가장 두드러지게 나타남) 손톱이 자라나는 영역으로써 미성숙 손톱 부위**
5 **손톱위허물(eponychium) = 각피(cuticle)**
6 **손톱근(nail root)(근위부의 손톱골)은 손톱의 바닥(nail bed)의 일부에 해당**
7 **손톱 바닥의 근위부 크기**
8 **손가락 패드(pad)**
9 **손톱의 자유변(free edge)**
10 **손톱 바닥 혈관을 내포하고 있는 피부 – 발가락보다는 손가락의 외측 손톱 골(lateral nail groove)에 더 많이 집중되어 있는 점에 주목**
11 **손톱 바닥(nail bed)**

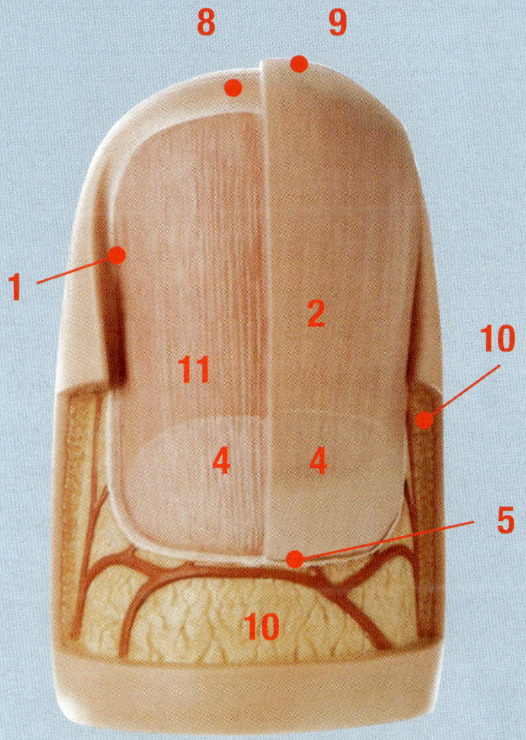
8
9
1
2
10
11
4
4
5
10

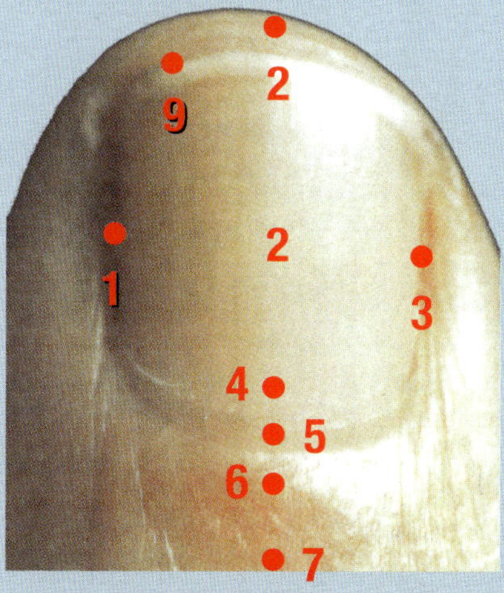
2
9
2
1
3
4
5
6
7

목 Neck

전방 view

목에 있는 구조물에 대한 다양한 평가 포인터의 위치를 나타내 보이고 있음.

1 설골(hyoid bone)
2 내경정맥(internal jugular vein)의 평가 포인터
3 총경동맥(common carotid artery)의 평가 포인터
4 윤상갑상천자 자리(cricothyroid puncture site)
5 목깃절개(collar incision) 자리 – 갑상샘 수술을 위한
6 흉쇄유돌근의 두 머리 사이에 있는 내경정맥의 평가 포인터
7 아담 사과(Adam's apple)의 중심 포인터 – 갑상연골(thyroid cartilage)
8 흉쇄유돌근(SCM)

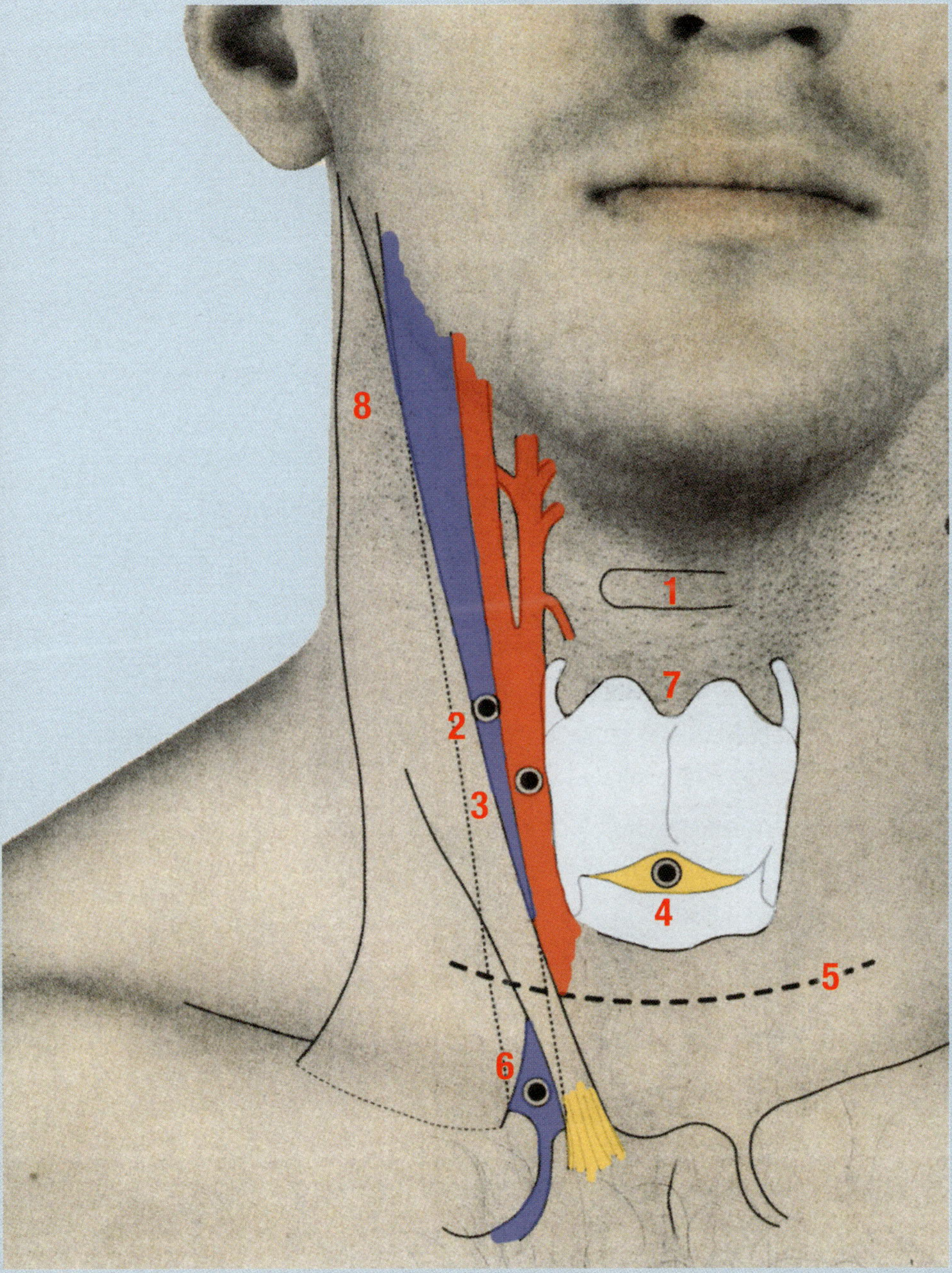
8
1
7
2
3
4
5
6

목 Neck - 림프절 Lymph Nodes

측면 view

목에 있는 림프절의 위치를 나타내 보이고 있음.

림프절은 종종 주요 정맥과 근육의 가장자리를 감싸고 있다. -

림프절의 광범위한 망이 이러한 그룹들을 연결하고 있으므로 촉진의 순서는 그다지 크게 중요하지 않다.

임상적으로 목에 가장 흔히 나타나는 종괴(lump)로 일반적으로 상기도감염(URTI)이 있으나, 암이나 전이 형태도 나타날 수 있다.

1 이하림프절(parotid LNs)
2 턱 = 이하림프절(mental = submental LNs)
3 전경정맥(anterior jugular vein)과 후두(larynx) 주변 림프절
4 견갑설골(omohyoid) 주변 림프절
5 상쇄골림프절(supraclavicular LNs = Virchow's Node*)
6 외경정맥(external jugular vein) 주변 림프절
7 내경정맥(internal jugular vein) 주변 림프절
8 후이개림프절(post auricula LNs)
9 후두골림프절(occipital LNs)
10 이복근(dstigaric) 주변 림프절
11 하악하림프절(submandibular LNs)
12 내경정맥(internal jugular vein) 주변 림프절
13 쇄골(clavicle)
14 승모근(trapezius)
15 견갑골극(spine of the scapula)

* 림프절은 통증 흉곽 부위암의 첫 번째의 징후가 되기 때문에 임상적으로 중요하다.

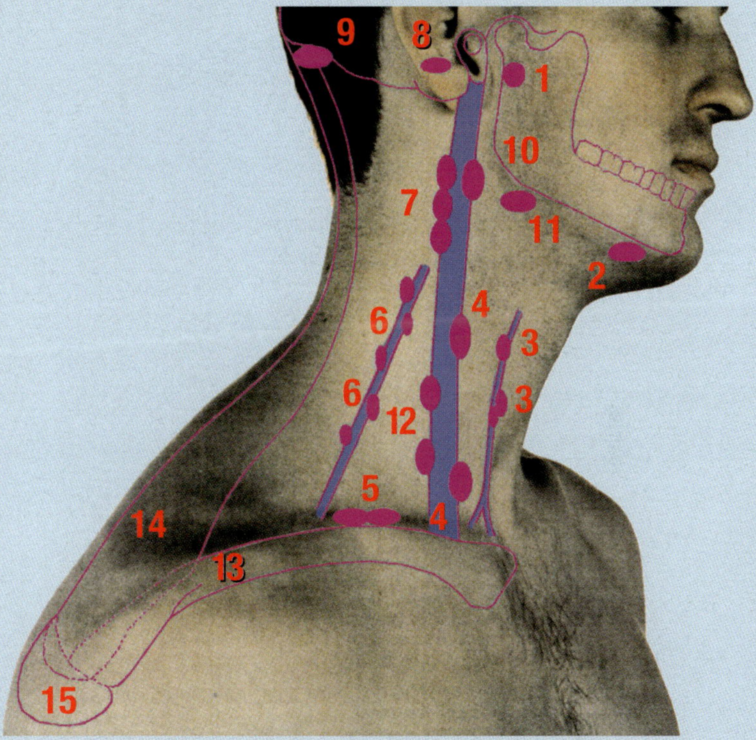

9
8
1
10
7
11
2
6
4
3
6
3
12
5
14
4
13
15

목 Neck - 하악하 영역 Submandibular region

측면 view

목에 있는 하악하선(submandibular gland)의 위치를 나타내 보이고 있음

침샘은 목에 위치해 있으며 입안에서 열려 있다.

– 입(mouth) 참조

1 이하선(parotid gland)
2 턱각(angle of the jaw) – 하악
3 하악하선(submandibular gland)
4 안면동맥(facial artery)
5 하악설골근(mylohyoid muscle)
6 견갑설골근(omohyoid muscle)
7 설골(hyoid bone)
8 총경동맥(common carotid artery)
9 안면정맥(facial vein)
10 하악하선(submandibular gland)에 수술적 접근
11 흉쇄유돌근(SCM)
12 설하신경 = 뇌신경XII(hypoglossal N = CN XII)

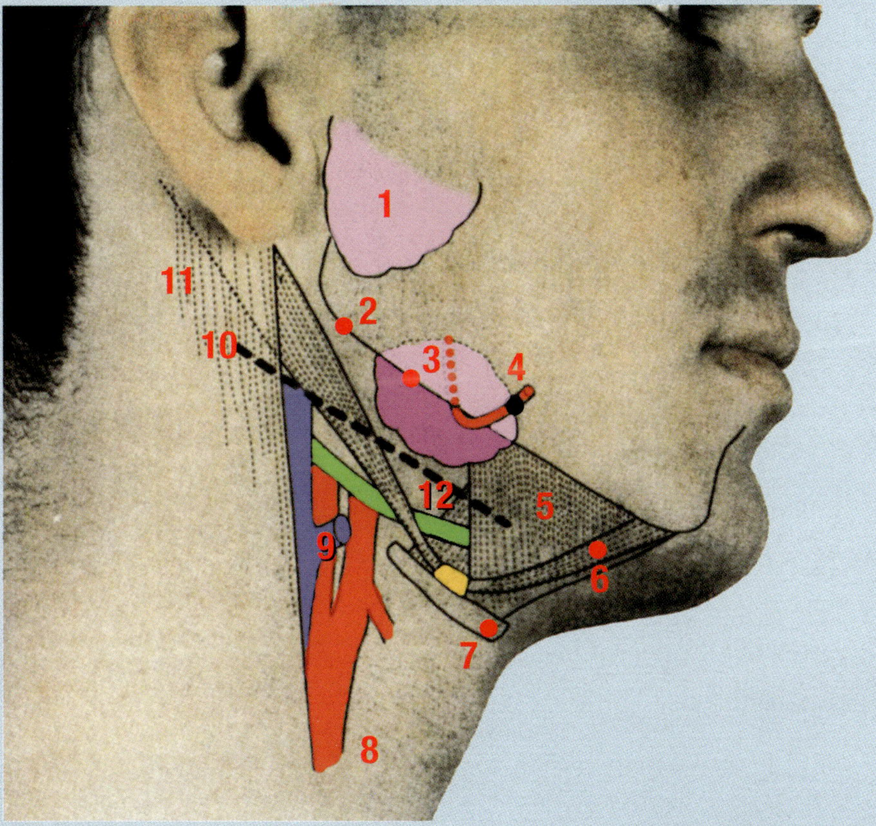
1
2
3
4
5
6
7
8
9
10
11
12

목 Neck - 목 삼각부 Triangle of the neck

측면 view

목에 있는 구조물에 대한 다양한 평가 포인터의 위치를 나타내 보이고 있음.

1 목의 전삼각부(anterior triangle of the neck)의 경계면은...
하악골의 하부 경계면
목의 중간선
흉쇄유돌근의 전방 경계면

2 악이복근 삼각부(digastric triangle)의 경계면은...
하악골의 하부 경계면
이복근의 후방 근복의 전방 경계면
이복근의 전방 근복의 후방 경계면

3 경동맥 삼각부(carotid triangle)의 경계면은...
견갑설골근(omohyoid)의 후방 경계면
이복근의 후방 근복의 후방 경계면
경동맥의 흉쇄유돌근의 전방 경계면

4 하악하 삼각부(submental triangle)는 중간선을 가로지르고 있다
– 경계면은 여기에 나타나 있지 않는데...
이복근의 전방 근복의 전방 경계면
하악결합(symphysis menti)
설골체(body of hyoid)

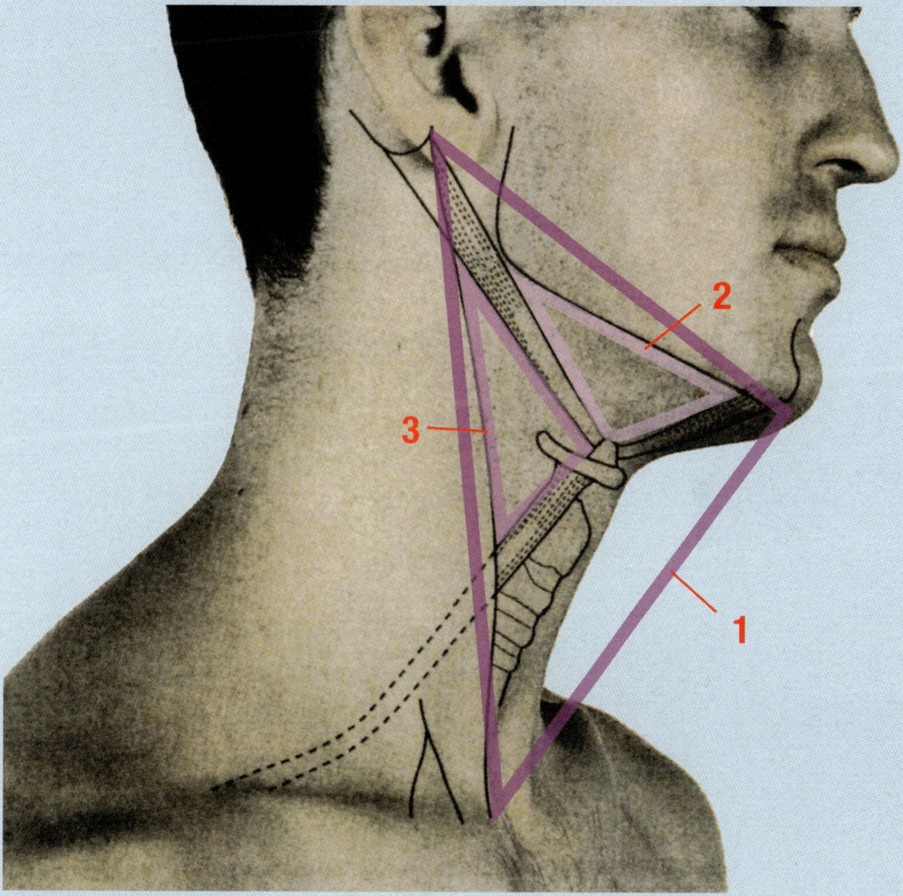
2
3
1

목 Neck - 목의 삼각부 Triangle of the neck

후측면 view(postero-Lateral view) -

목에 있는 구조물에 대한 다양한 평가 포인터의 위치를 나타내 보이고 있음

1 목의 후삼각부(poterior triangle of the neck)의 경계면은...
승모근(trapezius)의 전방 경계면
쇄골(clavicle)의 상부 경계면
흉쇄유돌근(SCM)의 후방 경계면

2 흉쇄유돌근(SCM)

3 쇄골(clavicle)

4 폐꼭대기(apex of the lung)

5 전사각근(scalenius anterior muscle)

5a 지엽적 근육 마취를 위한 평가 포인터
위치는 반드시 폐꼭대기 위이어야 함에 주목 바람.

6 승모근(trpezius)

7 상완신경총(BP) 마취를 위한 자리
쇄골하혈관(subclavian vessels)과 그 주변 구조물에 대한 평가를 위한 상절개부

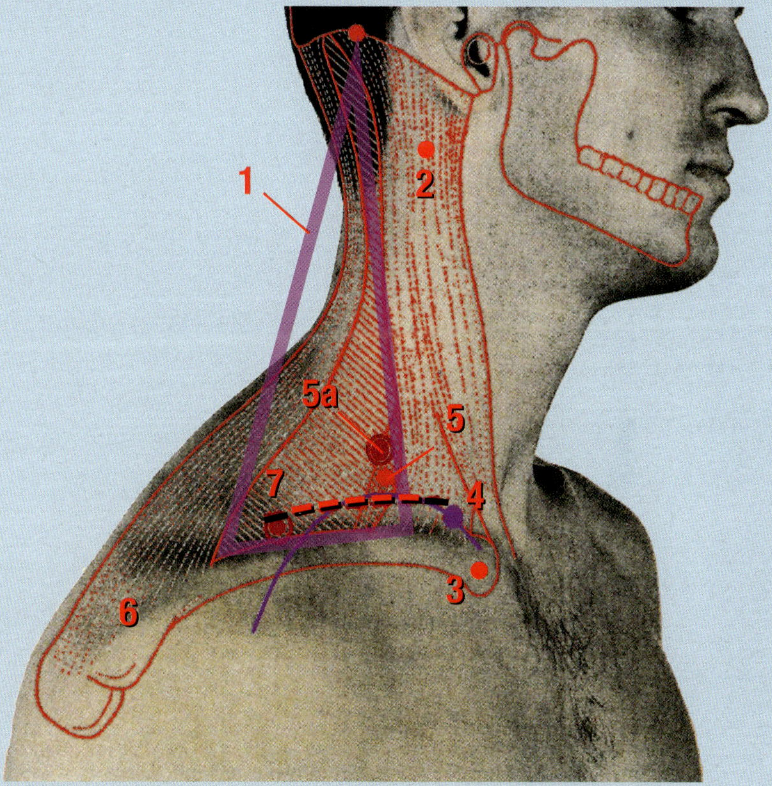
1
2
5a
5
7
4
3
6

코 Nose

전방 view

1 미간(glabella)

2 비공점(rhinion) – 비골과 연골 사이
골연골 접합부(osseocartilagenous junction) = 비근(root of nose)

3 d = 콧등(dorsum of nose), t = 코끝(tip defining points)

4 상익상주름(supra alar crease)

5 익상 쪽의 벽(ala side wall)

6 인중(philtum)

하방 view(inferior view)

7 하비첨비 결절(infratip nodule)

8 콧기둥(columella)

9 익상 – 안면 접합부(ala – facial junction) 코와 얼굴 사이 골

10 비전정문턱(nasal sill)

11 단면 = 연부조직 삼각부(facet = soft tissue triangle)

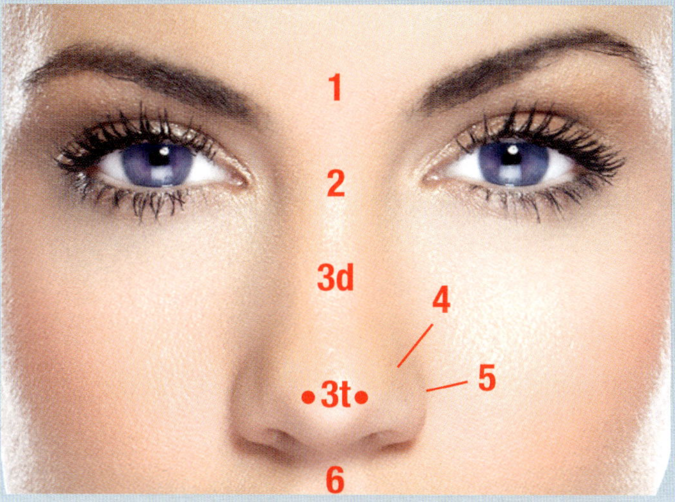
1
2
3d
4
5
3t
6

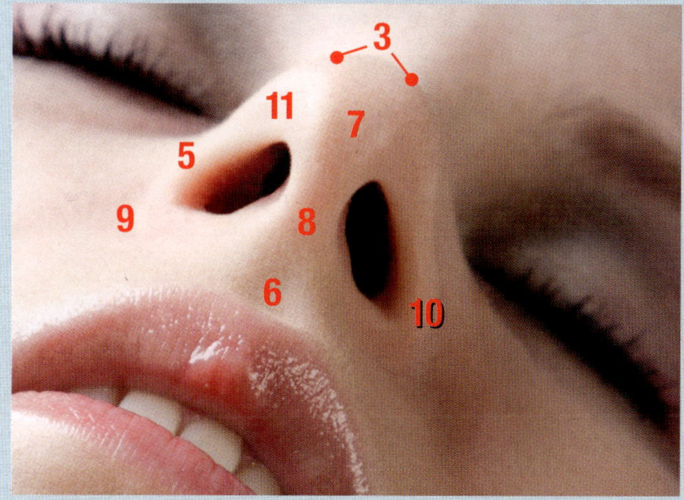
3
11
7
5
9
8
6
10

코 Nose - 연골 Cartilage

코의 연골은 매우 다양하며, 코의 모양, 높이와 미적 그리고 민족적 외관을 결정한다.

전방 view

1 비골(nasal bone)
2 외측 연골 - 상하로 분리
3 소익상 연골(less alar cartilage)
4 익상 연골(alar cartilage)
5 섬유성지방조직(fibrofatty tissue)
6 인중(philtum)
7 중격연골(septal cartilage)
8 비공(nare)
9 콧기둥(columella)

하방-내측 view(inferio-medial view)

10 콧등(dorsum of the nose)
11 익상연골 등 = 코끝(dorsum of alar cartilage = tip defining points)
12 익상안면주름 = 익상과 피부 사이(alar facial fold = b/n alar & dermis)
13 외비공 - 중격연골내부 심부(nare - deep inside the septal cartilage)
14 익상연골 외측다리(alar cartilage lateral crus)
15 익상연골 내측다리(alar cartilage medial crus)

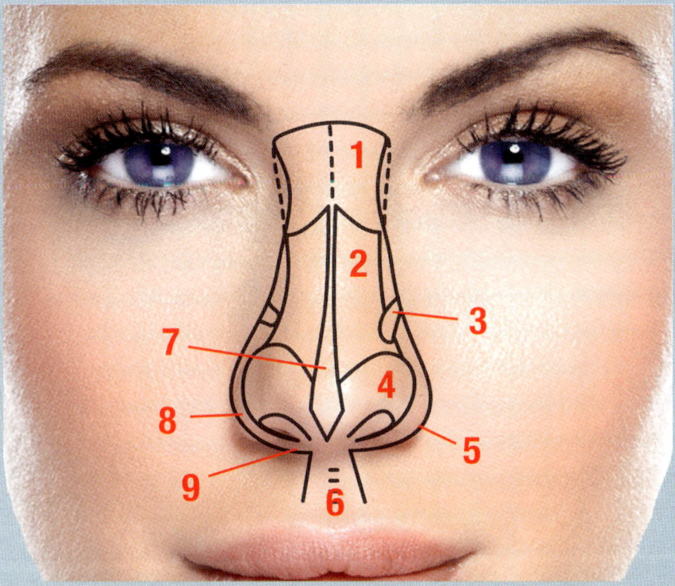
1
2
3
7
4
8
5
9
6

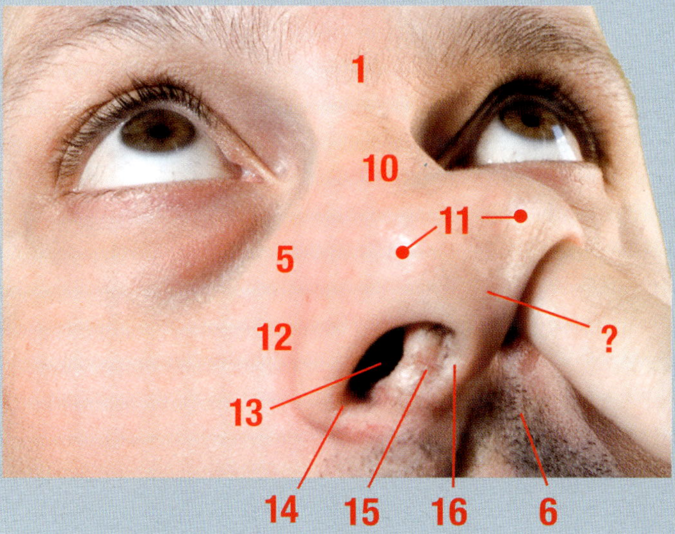
1
10
11
5
?
12
13
14
15
16
6

코 Nose - 연골 Cartilage

하방 view-성숙된 코(inferior view-mature nose)

1 코 중앙 섬유성지방조직(central nasal fibrofatty tissue) – 매우 다양

2 양쪽 코끝

3 중격연골(septal cartilage)

4 익상연골(alar cartilage) L = 외측다리(lateral crus), m = 내측다리(medial crus)

5 익상안면주름(alar facial fold)

6 인중(philtum)

7 비극 – 뼈(nasal spine – bone)

8 비공(nostri = naris) (복수 nares)

9 비전정문턱(nasal sill)

하방 view-미성숙된 코(inferior view-immature nose)

8 비공(nostril) – 내부 털이 없음에 주목

10 아직 연골이 불완전 상태인 섬유성지방조직의 코는 너무 유연하고 압력에 찌그러지는 경향이 있음.

11 콧기둥(columella) – 불완전한 중격연골

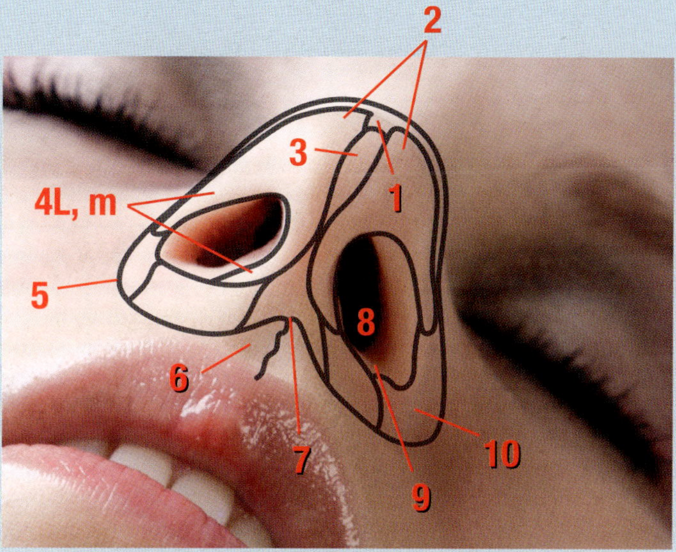
2
3
1
4L, m
5
8
6
7
9
10

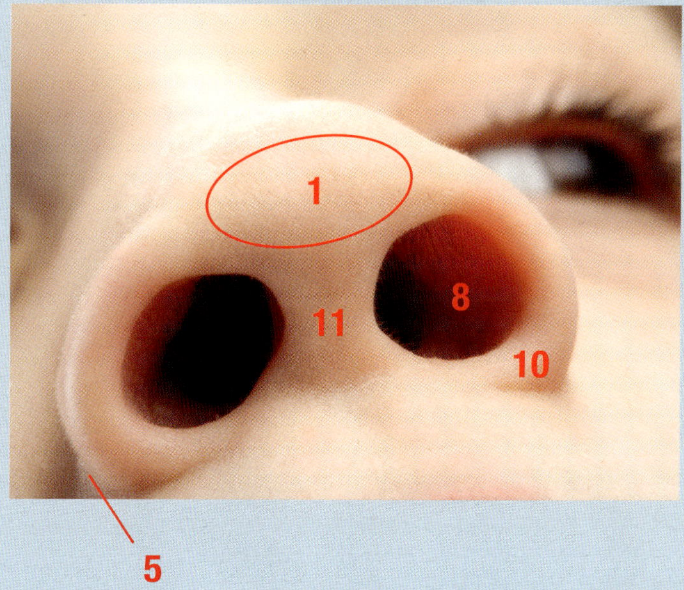
1
8
11
10
5

코 Nose

측면 view

1 미간(glabella)
2 비근점(nasion) – 전두골과 비골 사이의 각
3 비공점(rhinion) – 골연골 접합부(osseocartilagenous junction)
4 상비첨비(supratip)
5 코끝(tip defining points)
6 인중(philtum)
7 하비첨비 결절(infratip nodule)
8 콧기둥(columella)
9 코익상 – 안면 접합부(alar – facial junction)
10 비전정문턱(nasal sill)
11 코입술주름(nasolabial fold)
12 익상측면벽(alar sidewall)

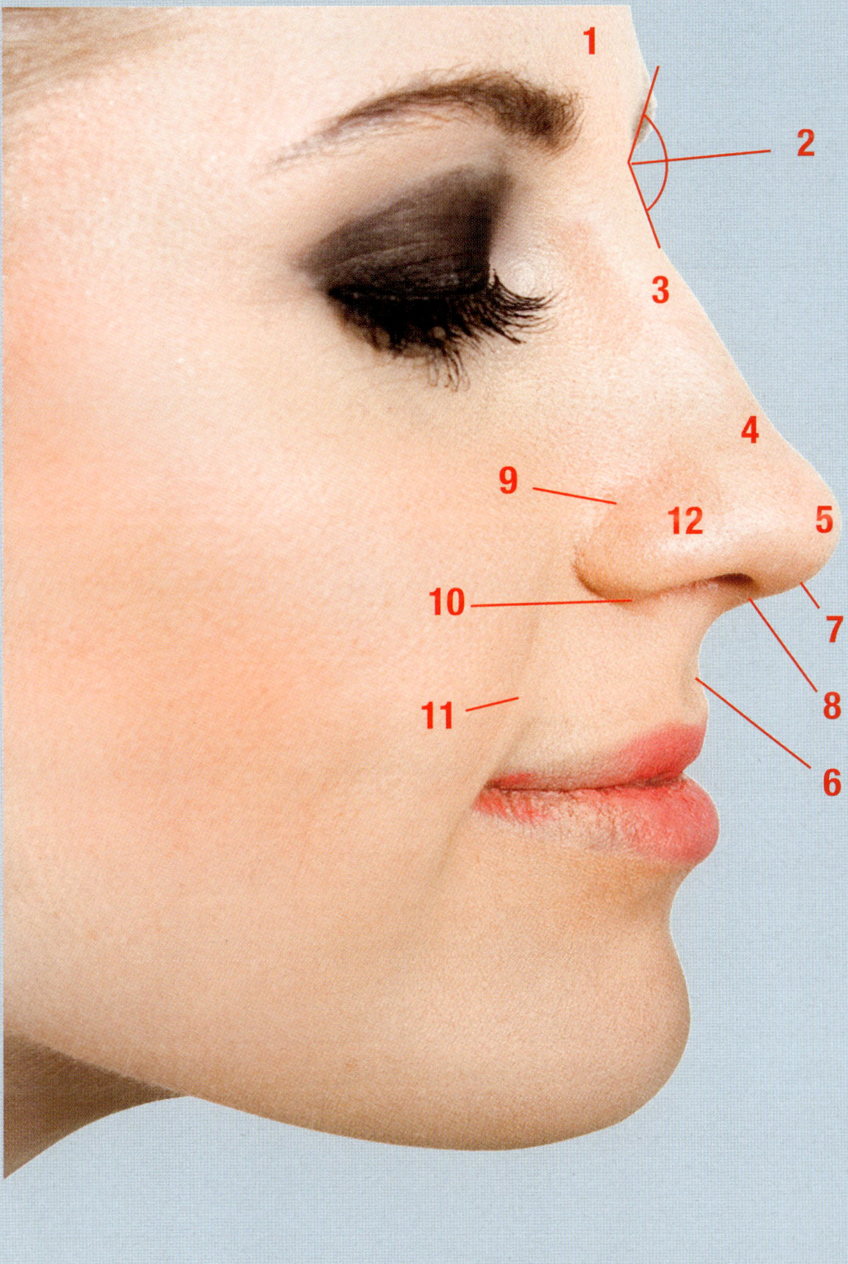
1
2
3
4
5
6
7
8
9
10
11
12

코 Nose - 연골 Cartilages

측면 view

코 연골은 그 크기나 위치에 있어서 상당히 다양한데, 특히 익상연골은 종종 성형 수술에서 재배치 되기도 한다.

뼈와 연골이 만나는 곳은 서로 겹쳐지는데, 그것으로 인해 마루나 융기가 존재할 수 있으며 – 미용 수술로 변형을 가하기도 한다.

연골은 성인의 코 길이만큼 지속적으로 자라나며, 오일 성분이 섞인 섬유성 지방조직은 성장으로 인해 더 넓어지고 두꺼워지게 되는데 특히 남성에게 더욱 그러하다.

1 **비골(nasal bone)**
2 **외측 연골(lateral cartilage)**
3 **중격 연골(septal cartilage)**
4 **익상 연골(alar cartilage) (major) 4 m=minor 익상 연골**
5 **하비첨비(infra nasal tip)**
6 **외비공(nasal opening)**
7 **인중(philtum)**
8 **코입술주름(nasolabial fold)**
9 **섬유성지방조직(fibrofatty tissue)**
10 **코익상(alar) – 안면 접합부(facial junction)**

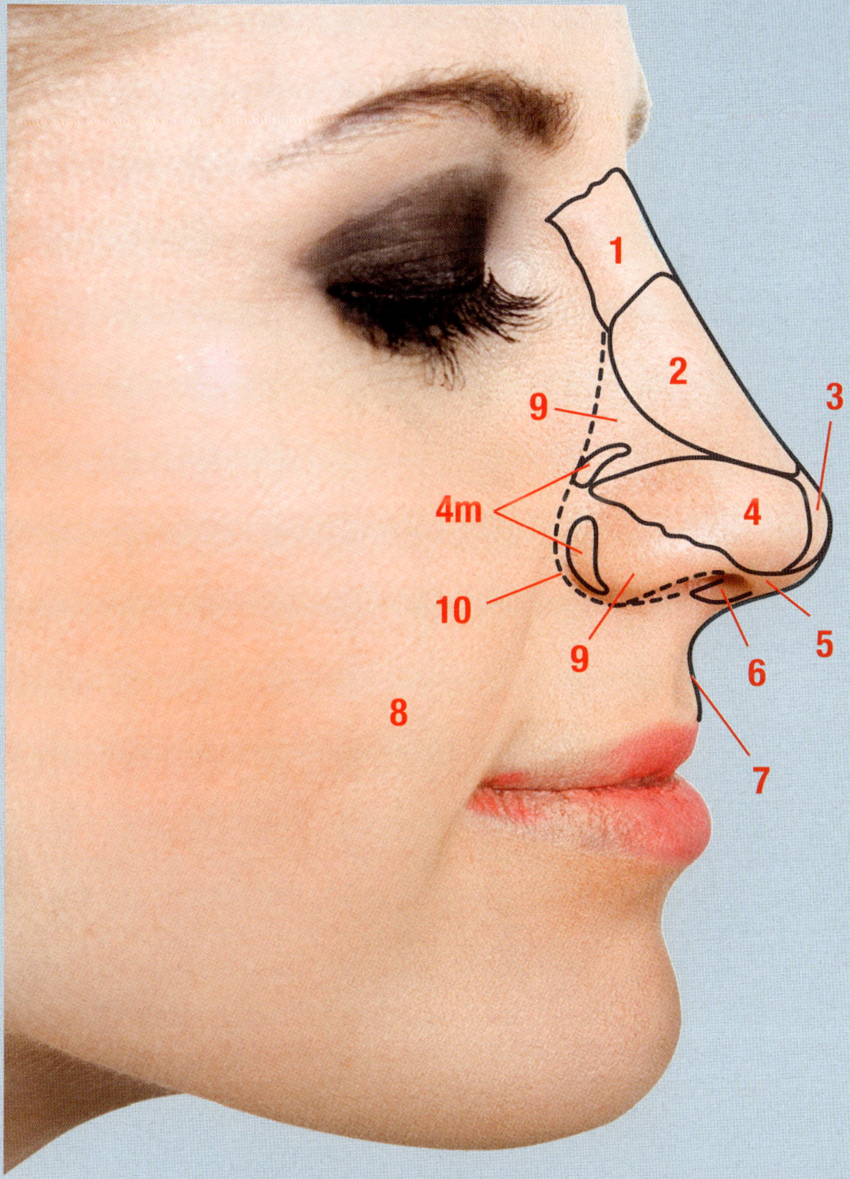
1
2
3
9
4m
4
10
9
6
5
8
7

식도 Oesophagus
횡격막신경 Phrenic N
미주신경 Vagus N

전방 view

가슴에서 식도와 그와 관련된 횡격막신경 및 미주신경의 투영도를 나타내 보이고 있음

1. **미주신경과 반회후두신경(recurrent laryngeal branch) – 왼쪽이 오른쪽보다 좀 더 낮으며, 대동맥 아치 L & R을 감싸고 있다.**
2. **횡격막신경 L & R(phrenic nerve)**
3. **심장신경얼기(cardiac plexus)**
4. **식도(oesophagus)**

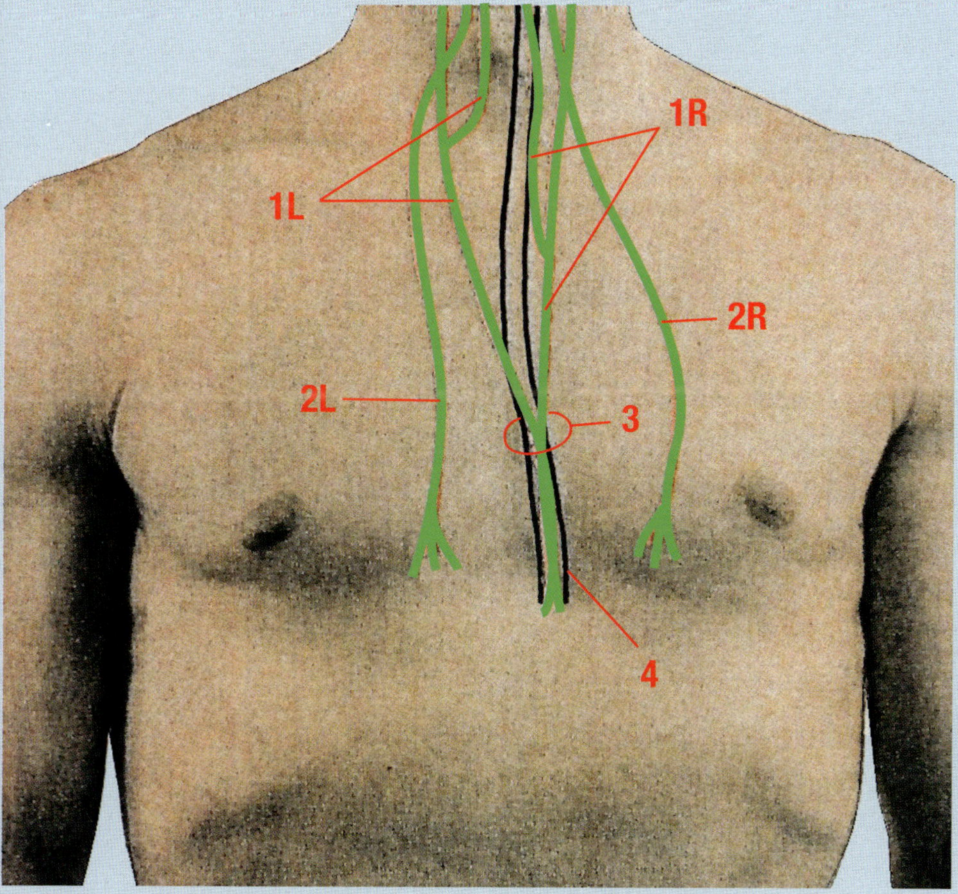
1R
1L
2R
2L
3
4

음경 Penis
남성생식기 Male genitalia

음경표피가 있는 경우-제거되지 않은 경우
음경표피가 없는 경우-제거된 경우

해부학적 위치에서 음경은 바로 세워져 있는 상태에서 묘사되어 있지만, 이 이미지에서는 그 위치를 보여주지 않고 있다 – 따라서 이 그림에서 나타나 있는 음경의 샤프트(shaft)는 등 면이 된다. 일반적으로 검사 시 음경이 똑바로 세워지지 않았으므로 이것이 일반적인 위치로 볼 수 있다.

1 **음경 샤프트(shaft of the penis) – 등 면**
2 **음경표피 – 음경표피가 형태를 유지하고 남아 있음**
3 **요로공(urethral opening)**
4 **음낭(scrotum) – 고환을 담고 있는 색(sac)**
5 **음경귀두(glans penis) – 음경표피 밖으로 노출되어 있음**

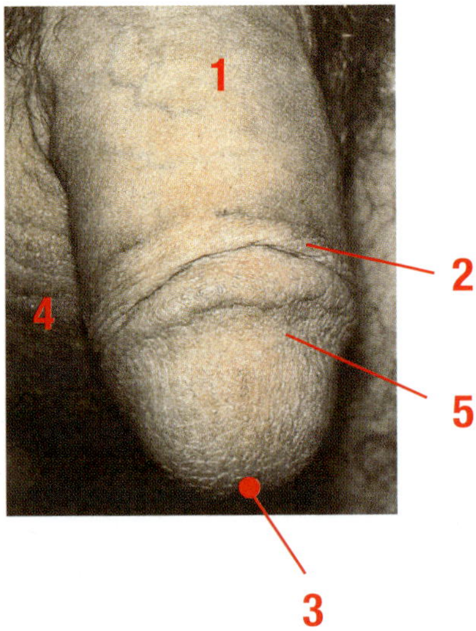

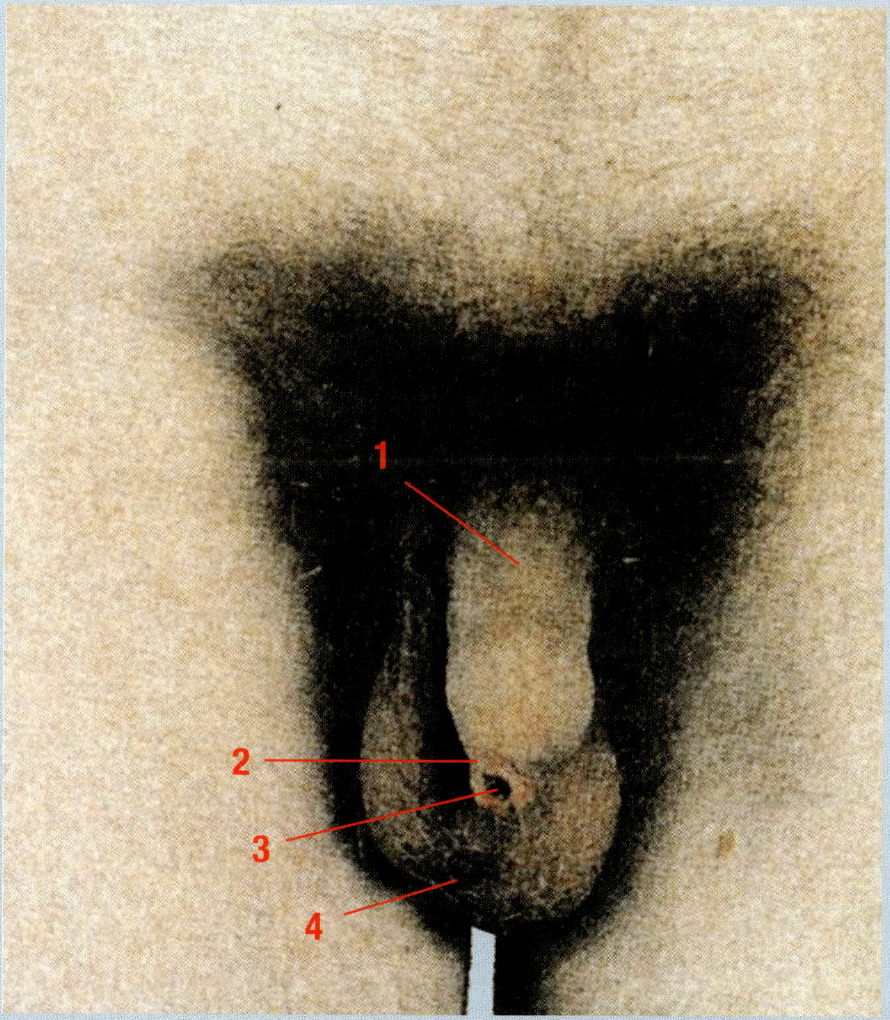
1
2
3
4

골반 Pelvis / 회음부 Perineum - 여성 Female

뼈 Bones

하방 view

여성의 골반과 회음부의 뼈의 아웃라인을 나타내 보이고 있음.

1 음핵(clitoris)
2 대음순(labia majora)
3 요로공(urethral opening)
4 소음순(labia minora)
5 질공(vaginal opening)
6 항문(anal opening = anus) (피부연성섬유종 존재)
7 하치골지(inferior pubic ramus)
8 관절구(acetabulum)
9 좌골결절(ischial tuberosity)
10 천결인대(sacrotuberous ligament)
11 후하장골극(PIIS)
12 천골(sacrum)
13 미골(coccyx)
14 천극인대(sacrospinous ligament)
15 대둔근(gluteus maximus)
16 슬와부근(hamstring)
17 대내전근(adductor magnus)
18 박근(gracilis)
19 장내전근(adductor longus)
20 회음체(peroneal body)

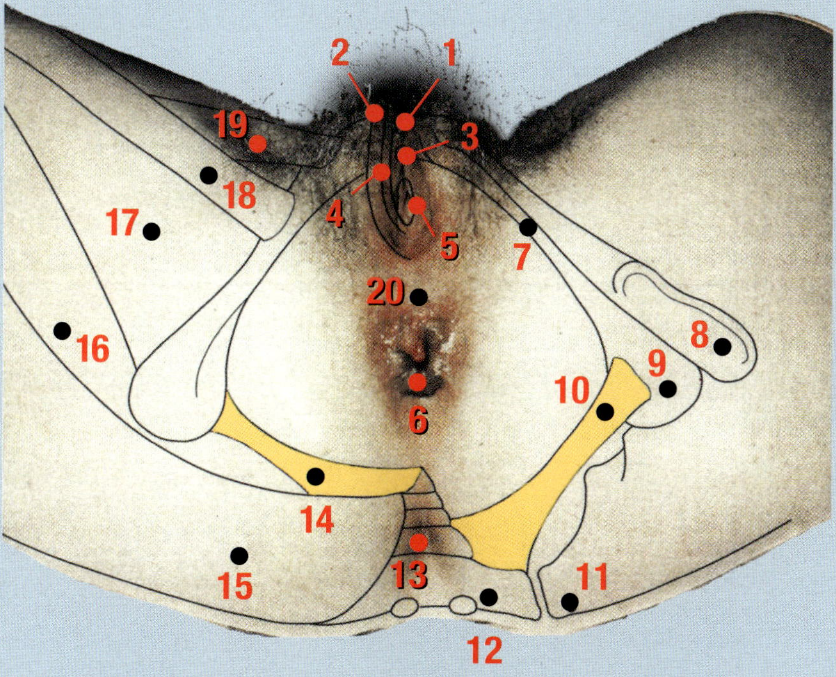

2
1
19
3
18
4
17
5
7
20
16
8
9
10
6
14
15
13
11
12

골반 Pelvis / 회음부 Perineum - 여성 Female
근육 Muscles

하방 view

여성의 회음부 근육을 나타내 보이고 있음.

1 좌골해면체근(ischiocavernous m.)
2 횡천회음근(transverse perinei superficialis m.)
3 항문거근(levator ani)
4 대둔근(gluteus maximus)
5 외항문괄약근(external anal sphincter)
6 구해면체근(bulbospongiosus m.)
7 회음체(perineal body)

남성 피분분절 Male Dermatomes

회음부의 아래 표면은 L2-S5에 의해 신경 지배를 받는다.

항문과 질/음낭 색(sac)을 둘러싼 피부는 S4/5에 의해 신경 지배를 받는다.

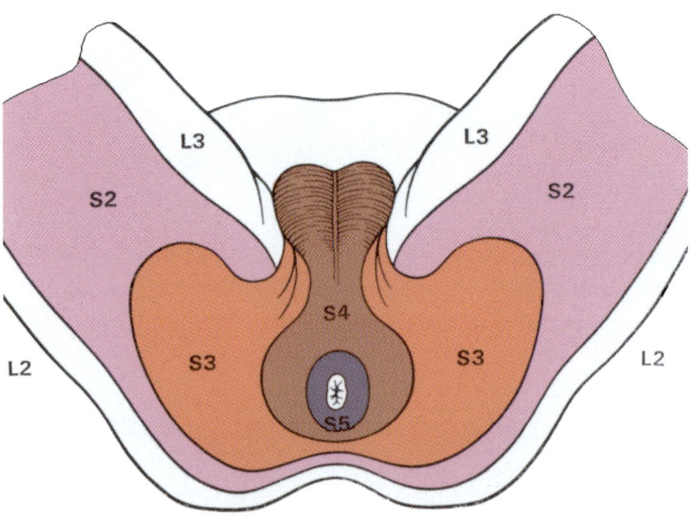

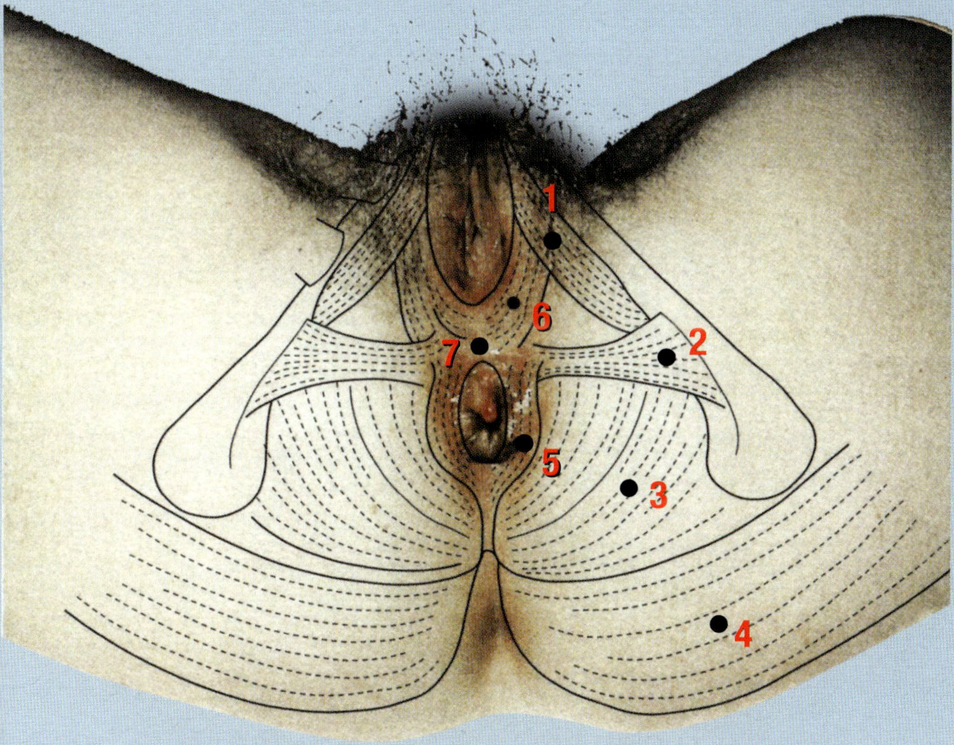
1
6
2
7
5
3
4

슬와 Popliteal Fossa
혈관 & 신경 BVs & Ns

슬와(popliteal fossa)는 무릎 뒤쪽에 위치해 있으며, 용어로는 팔의 주관절와(cubital fossa)와 동등한 의미를 가지고 있다. 임상적으로 이것은 중요한 부위인데, 종종 동맥류 및 심부정맥혈전증(DVT)이 발생하는 부위이다. "베커의 낭종(Baker's cyst)"

1 **내전근열공(adductor hiatus)**
2 **슬와동맥 & 정맥(popliteal artery & vein)**
3 **대퇴이두근(biceps femoris m.)**
4 **경골신경(tibial N)**
5 **총비골신경(common peroneal N)**
6 **경골동맥(tibial artery) a = 전방, p = 후방**
7 **슬와동맥(peroneal artery)**

근육 & 뼈 Muscles & Bones

8 **비복근(gastrocnemius)**
L = 외측두(lateral head)
m = 내측두(medial head)
9 **반건양근(semitendinous m.)**
10 **반막양근(semimembranous m.)**
11 **박근(grscilis m.)**
12 **봉공근(sartorius)**

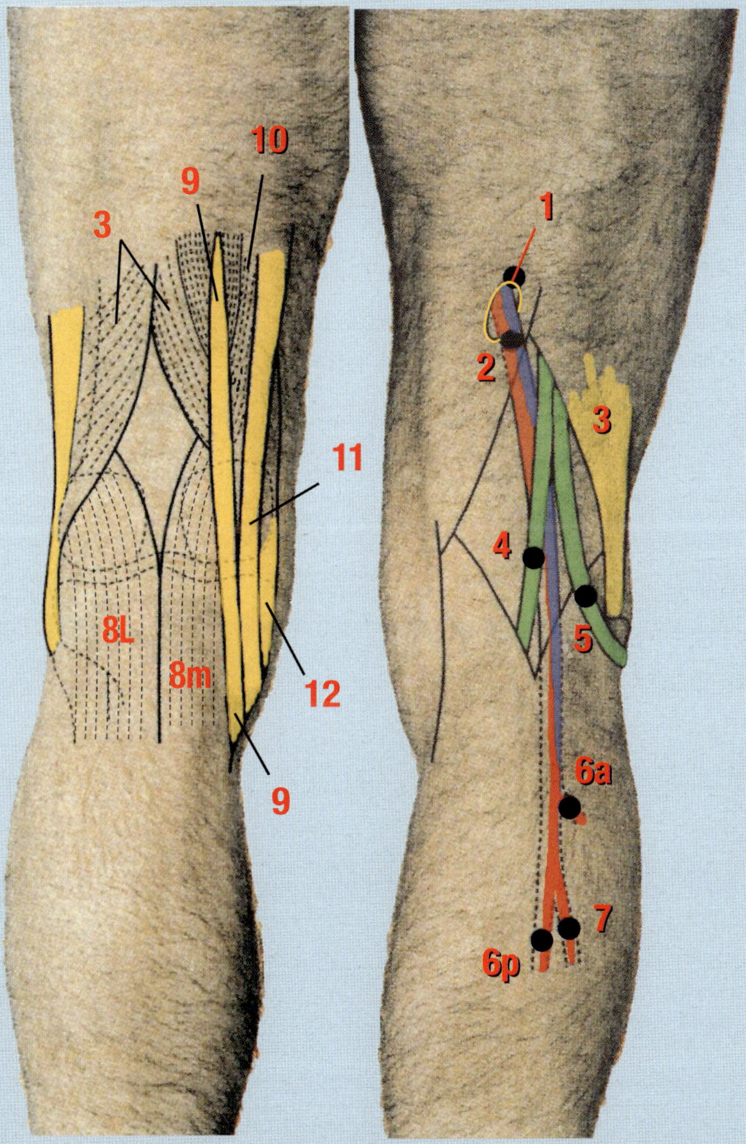

10
9
3
11
8L
8m
12
9
1
2
3
4
5
6a
7
6p

좌골신경 Sciatic nerve

후방

좌골신경(Sciatic N) 경로의 표면 투영-취약 부위 및 주사 부위를 나타냄-엉덩이의 상부 외부 사분면.

좌골신경은 후상장골극(**1**)과 좌골결절(**2**)의 중간을 지나가면서 관골구 후방 근처에서 움직이는데(따라서 고관절 수술에서 손상을 입을 수 있음), 대전자(**3**) 레벨의 둔근 부위에서 내, 외측 브랜치(주로 내측 외측 슬와신경)로 갈라지거나 하퇴로 내려갈 때까지 한 개의 신경으로 남아 있기도 한다.

그것은 대둔근(Gluteus Maximus)의 덮개 아래에 놓여있지만, 대퇴이두근(Biceps Femoris) 아래로 내려가기 전에 허벅지에서 노출된다.

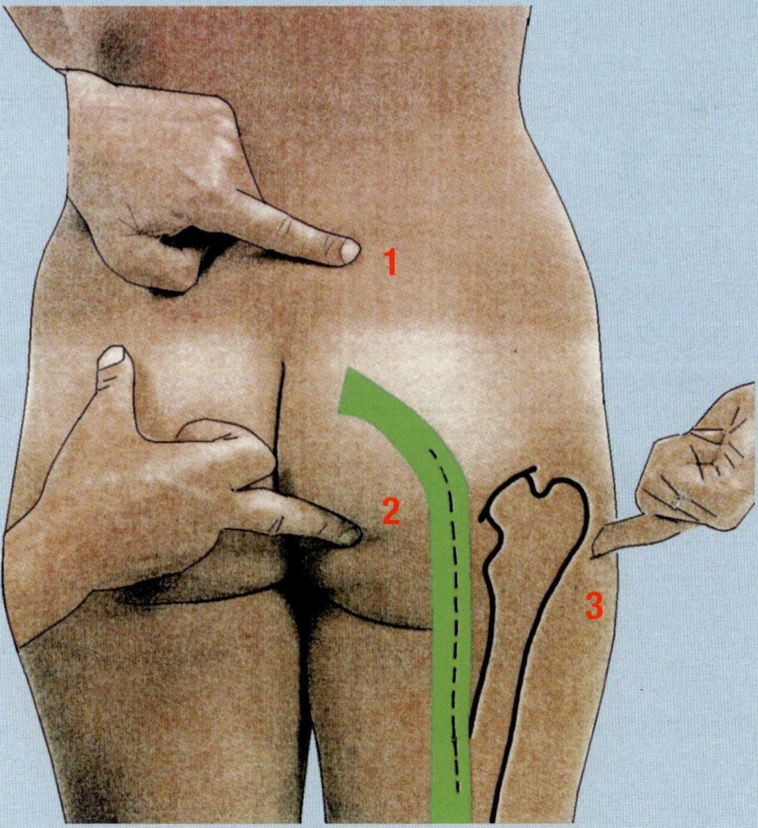
1
2
3

어깨 Shoulder - 상완 Upper arm
뼈 Bones

전방 view

1 흉쇄관절(sternoclavicular joint)
2 쇄골(clavicle)
3 1st 늑골(1st rib)
4 늑쇄골인대(costoclavicular lig.)
5 오훼쇄골인대(coracoclavicular lig.)
6 견봉돌기(acromion)
7 7g = 대결절(greater tuberosity)
7L = 소결절(lesser tuberosity) (상완골의)
8 결간구(bicipital groove)
9 오훼돌기(coracoid process)
10 상완와관절 / 어깨관절(glenohumeral joint/shoulder joint)
11 상완골(humerus)

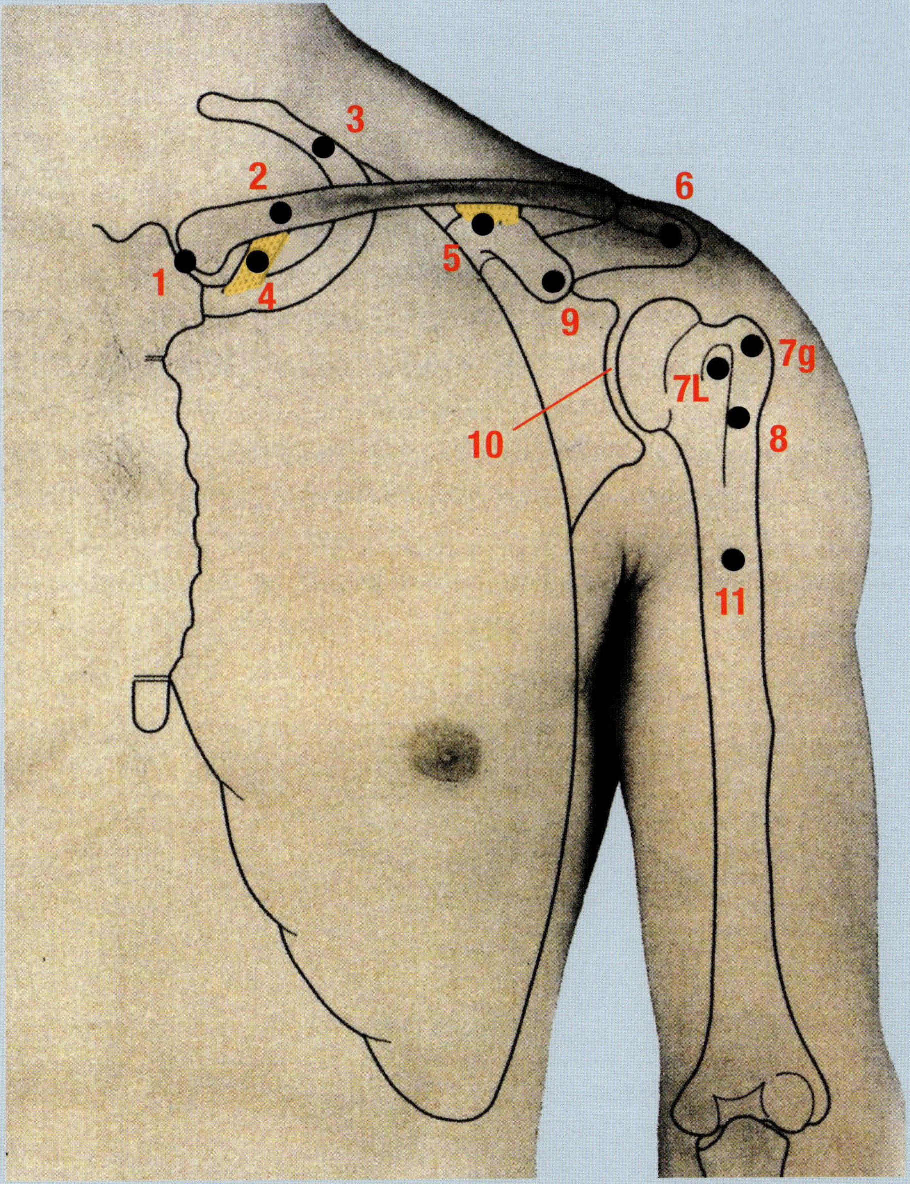

3
2
6
1
4
5
9
7g
7L
10
8
11

어깨 Shoulder - 상완 Upper arm
혈관 BVs & 신경 Ns

전방 view

1 상완신경총 트렁크(brachial plexus trunk) (명확하게 하기 위해 분리한 것임)

2 총경동맥(common carotid artery)

3 쇄골하정맥(subclavian vein)과 혈관 평가를 위한 자리

4 쇄골(clavicle)

5 소흉근(pectoralis minor m.)

6 정중신경(median N)

7 요골 & 척골동맥(radial & ulnar artery) (상완동맥의 끝 브랜치)

8 쇄골하동맥(subclavian artery) – 위치에 따라 이름 변경

i = 쇄골하동맥(subclavian)

ii = 액와동맥(axillary)

iii = 상완동맥(brachial arteries)

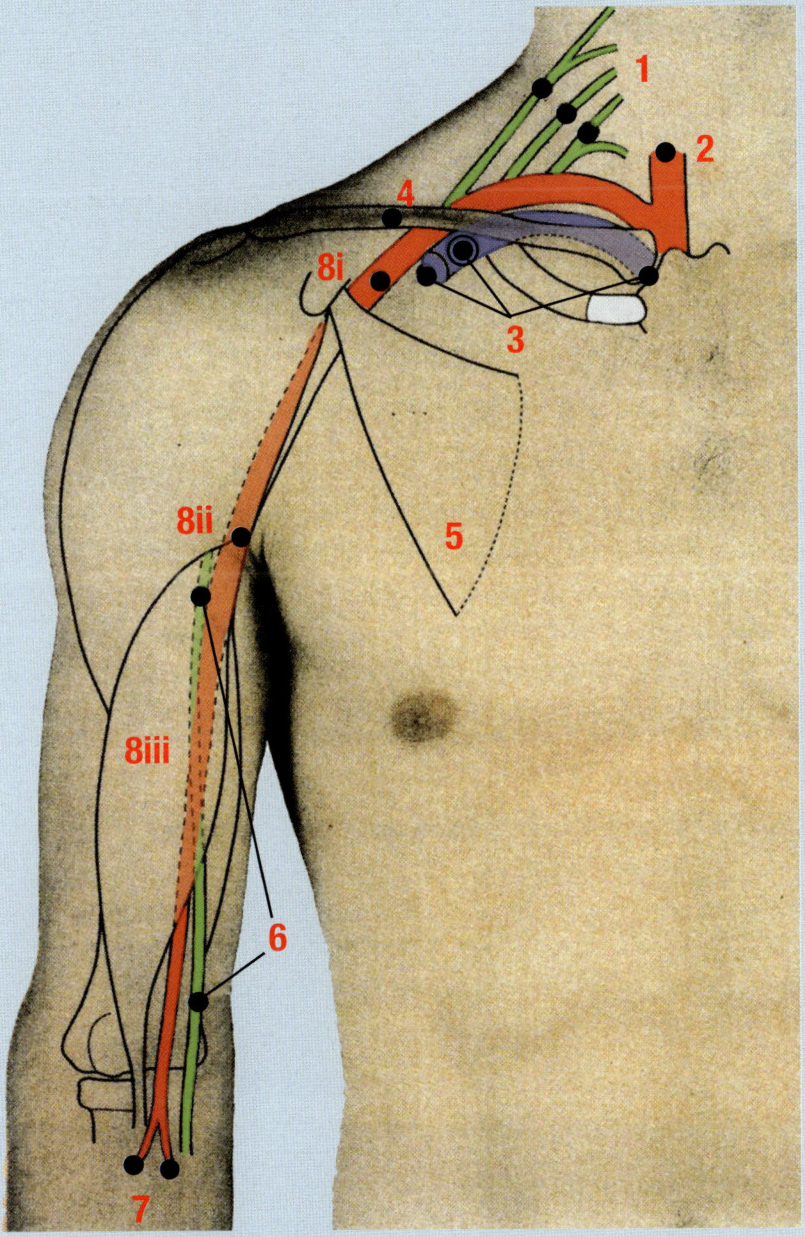
1
2
4
8i
3
5
8ii
8iii
6
7

어깨 Shoulder - 상완 Upper arm
근육 Muscles

전방

1 쇄골(clavicle)

2 견봉돌기(acromion)

3 상완골(humerus)

4 대흉근(pectoralis major)

c = 쇄골두 부분(clavicular head)

s = 병늑골두 부분(sternocostal head)

5 삼각근(Deltoid) a = 전방, L = 외측, p = 후방 섬유

6 견갑골 s = 견갑극(spine of)

상방

어깨를 감싸고 있는 삼각근의 모습

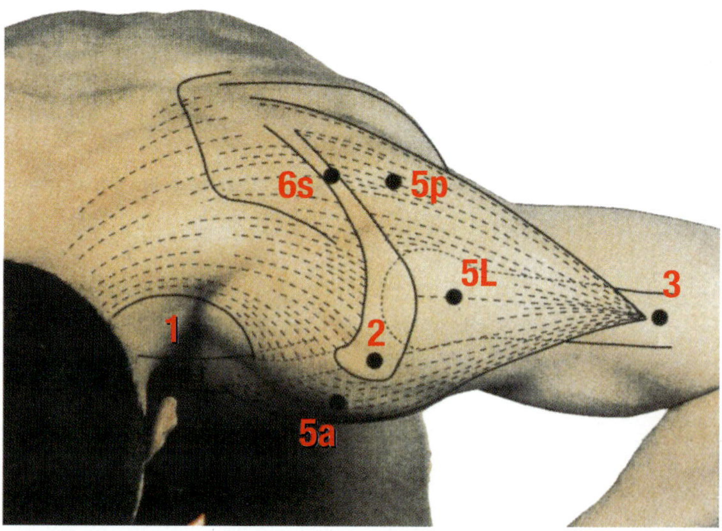

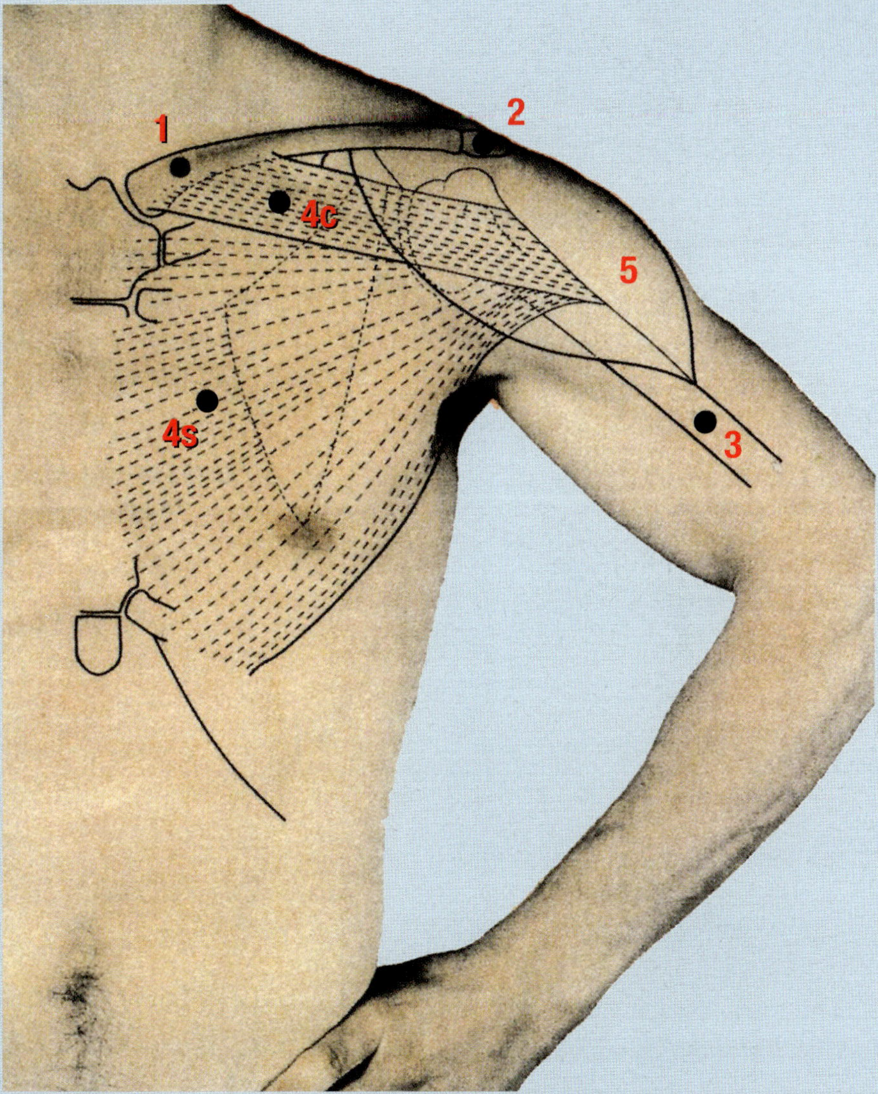
1
2
4c
5
4s
3

어깨 Shoulder - 상완 Upper arm
근육 Muscles - 심부 Deep

후방

1 극상근(supraspinatus m.)
2 견봉돌기(acromion)
3 상완골(humerus)
4 소원근(teres minor)
5 삼각근 아웃라인 –
나타나 있는 근육들은 이 근육의 심부근육임
6 견갑근(scapula m.) = 내측 가장자리(견갑골; shoulder blade)
s = 견갑극
7 극하근(infraspinatus m.)
8 상완삼두근(triceps m.)
i = 장두(long head)
ii = 내측두(medial head)
iii = 외측두(lateral head)
9 요골신경(radial N)
10 액와신경(axillary N)
11 대원근(teres major m.)
12 주근(anconeus m.)

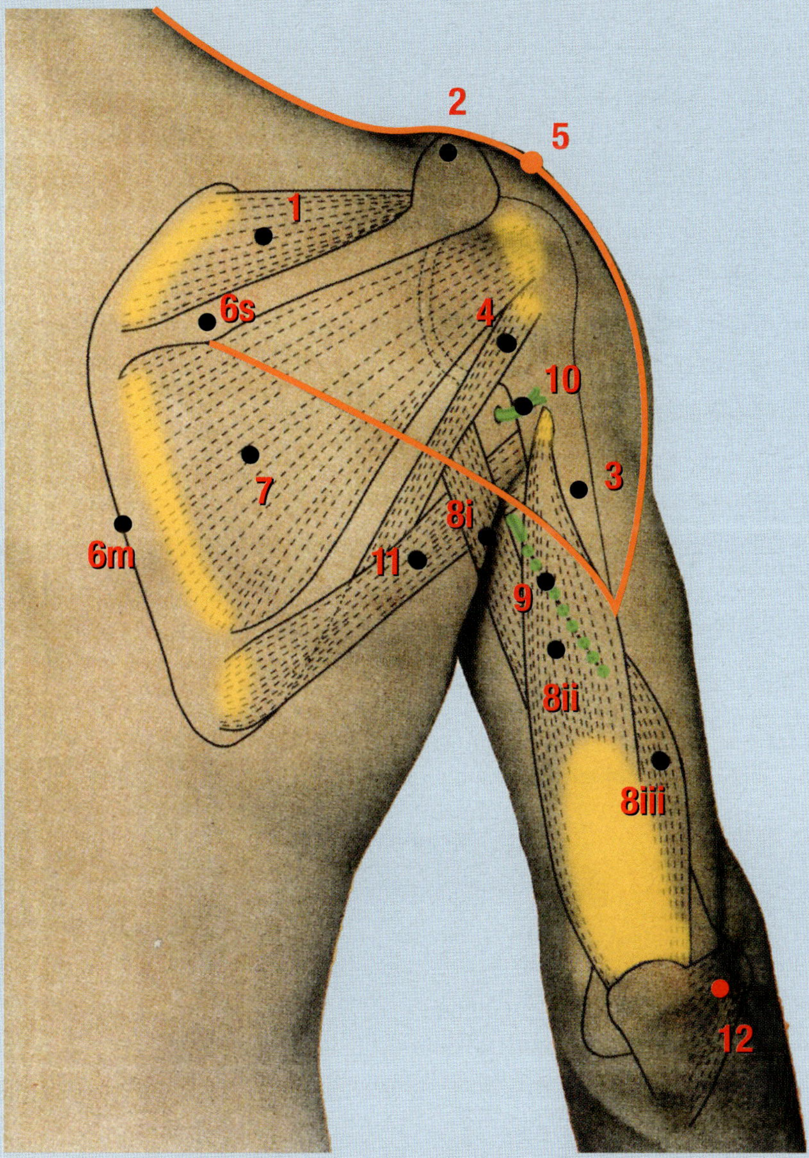
2
5
1
6s
4
10
7
3
6m
8i
11
9
8ii
8iii
12

어깨 Shoulder - 상완 Upper arm
근육 Muscles - 표면 Superficial

후방

1 승모근(trapezius m.)
2 견봉돌기(acromion)
3 상완골(humerus)
4 광배근(latissimus dorsi m.)
5 삼각근(deltoid m.)
6 견갑근(scapula m.) = 내측 가장자리(견갑골; shoulder blade)
s = 견갑극
i = 상각(superior angle)
ii = 중각(medial angle)
iii = 하각(inferior angle)
7 견관절와(glenoid fossa)
8 견갑거근(levator scapulae m.)
9 극상근(supraspinatus m.)
10 i = 소원근(teres minor m.)
ii = 대원근(teres major m.)
11 극하근(infraspinatus m.)

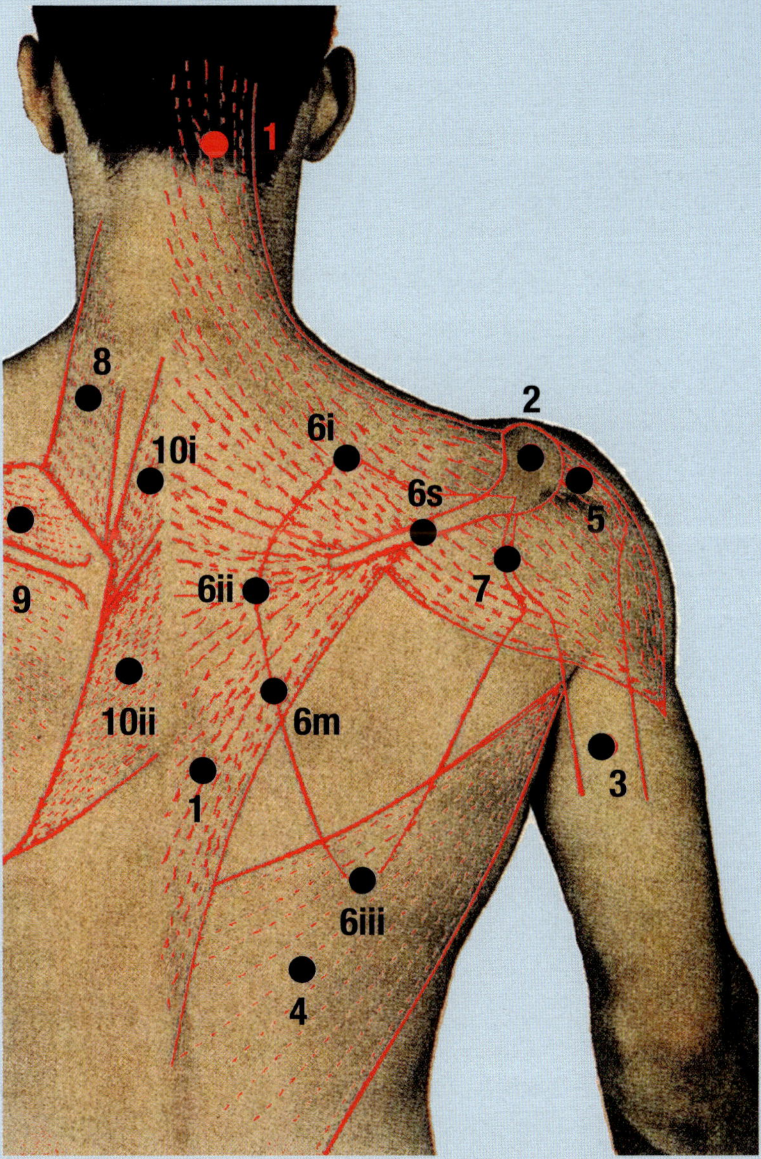
1
8
2
6i
10i
6s
5
9
6ii
7
10ii
6m
1
3
6iii
4

동굴 Sinus

전방 view

머리와 안면에 있는 부비동의 표면 투영도

점선은 부비동이 어느 정도 광범위하게 자리 잡고 있는지를 나타내고 있는데 - 이빨에까지 확산되어 있으며, 이마를 가로지르고 있다.

1 **전두동(frontal sinus)**
2 **사골동(ethmoid sinus)**
3 **안와 사이 벌집(air cells b/n orbits)**
4 **상악동(maxillary sinus)**
5 **상부 턱과 이빨(upper jaw and teeth)**

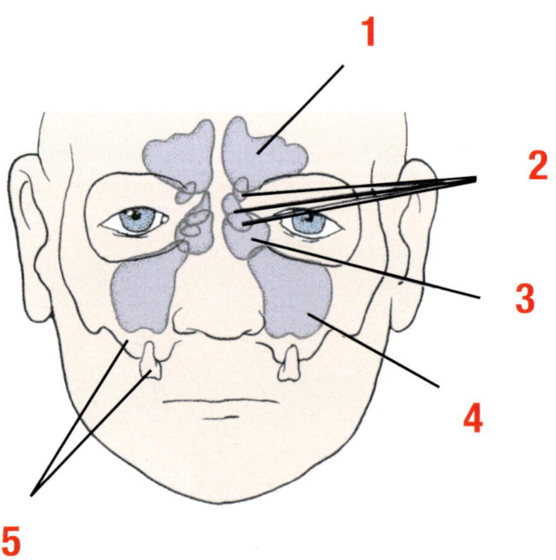

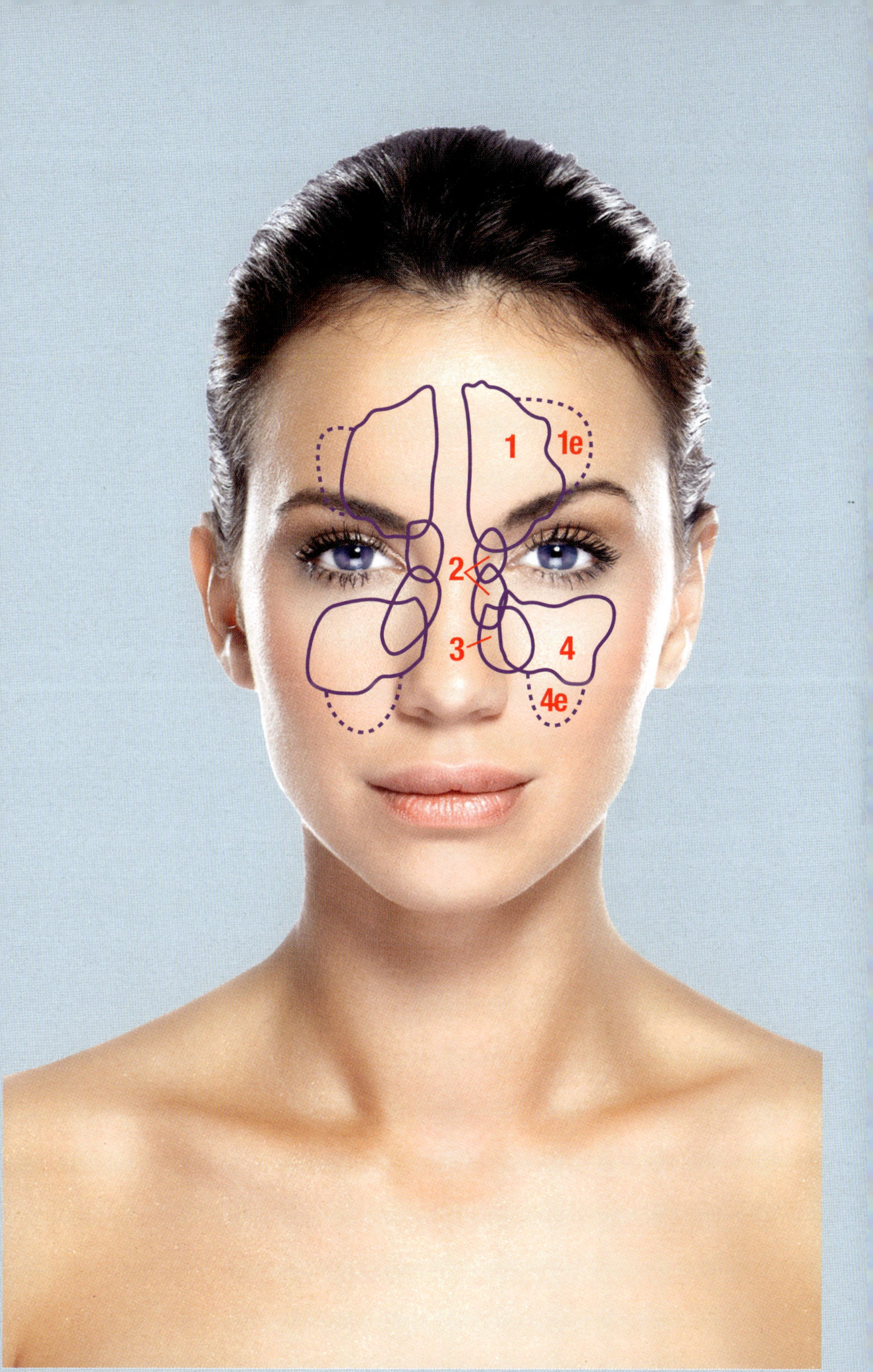
1
1e
2
3
4
4e

비장 Spleen

전방 view

비장의 표면 투영도인데, 췌장과의 관련성을 나타내 보이고 있음.

측면 view

늑골과의 관련성을 나타내 보이고 있는 표면 투영도

비장은 왼쪽 상부 사분면(LUQ)을 차지하고 있으며 횡격막과 접해 있다. 그것은 일반적으로 늑골 9-11로 덮여 있지만 질병, 특히 기생충 질환의 경우 복부 공간 안 깊숙이 확장될 수 있다. 비장은 손상되기 쉬운 혈액으로 뭉쳐진 백(bag)과 같은 것이므로 만약 비대로 인해 노출되면 쉽게 손상되어 복강으로 출혈 될 수 있다.

1 **비장(spleen)**
   e = 비대(splenomegaly)
   p = 기생충 질환으로 인한 비대로 복강까지 확대
2 **횡유문면(transpyloric plane) = L1**
3 **왼쪽 신장**
4 **L4**
5 **L5**
6 **췌장(pancreas) - 췌장머리는 십이지장의 2nd 부분으로 들어감.**
7 **R 부신샘(adrenal gland)**
8 **검상돌기(xiphisternum)**
9 **늑골 9**
10 **늑골 10**
11 **늑골 11**

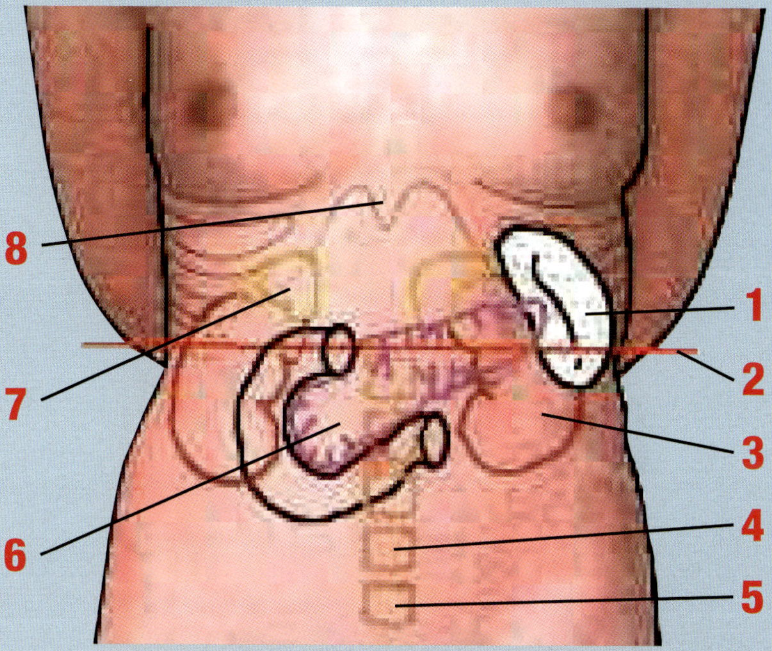
8
7
6
1
2
3
4
5

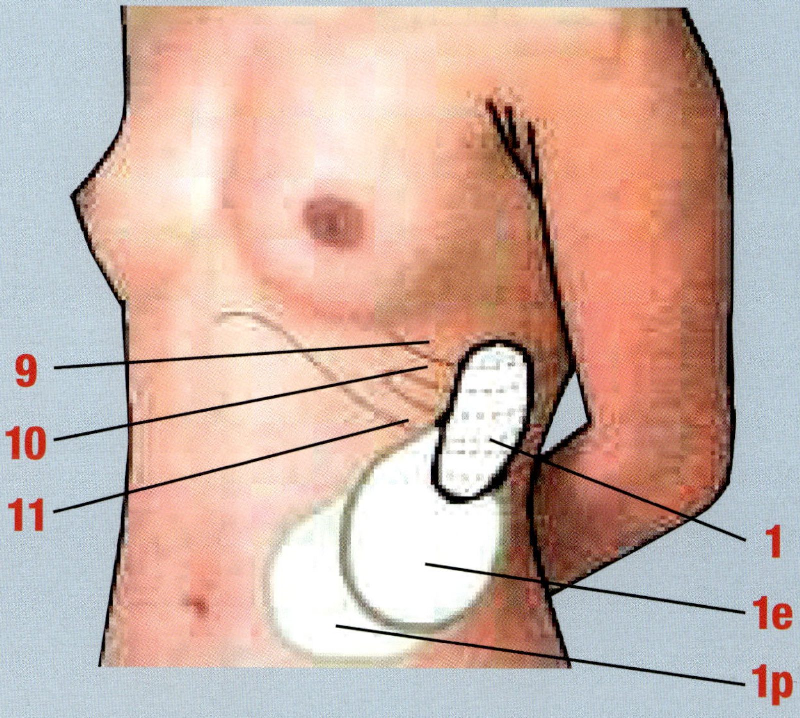
9
10
11
1
1e
1p

위 Stomach

전방

바로 누운 자세에서 일어났을 때 위(stomach)의 위치 변화에 대한 투영도를 나타내 보이고 있음.

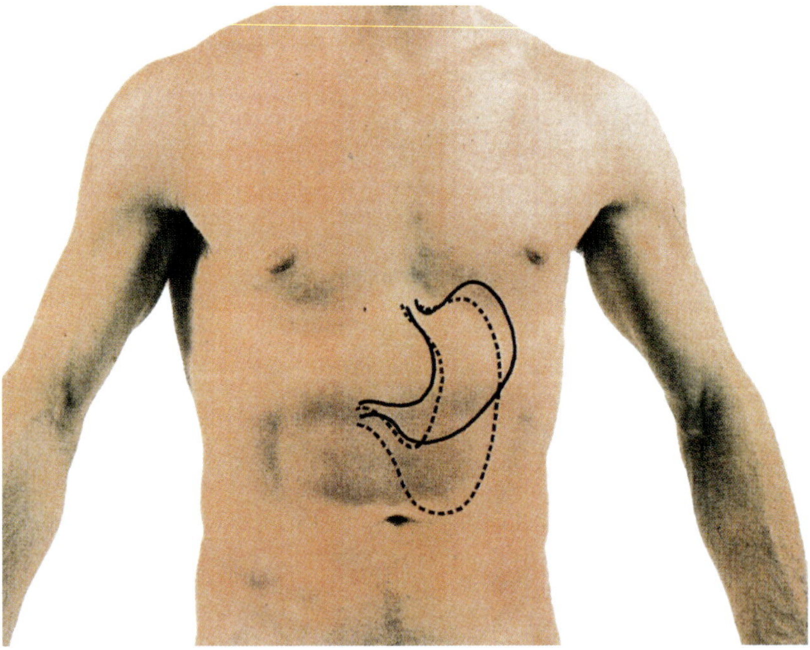

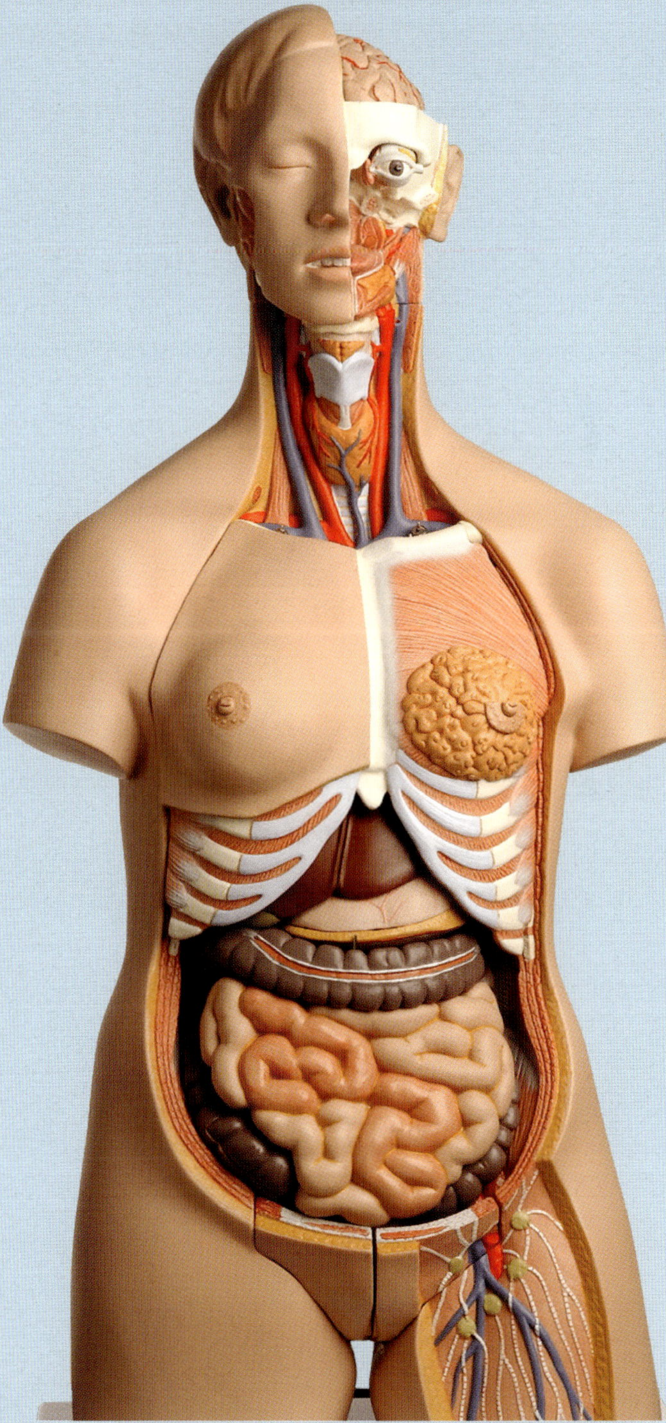

위 Stomach - 위치 변화 Position changes

전방

위는 가동성이 매우 큰 기관이다. 최대 2리터의 음식을 담을 수 있다. 위의 몸통은 고정되어 있지 않지만 식도 및 유문 부위는 고정되어 있다. 위의 근육 층은 형태에 관계없이 수축시켜 음식물을 유문을 향해 매우 기능적이고 또 매우 적합하게 보낸다. 많은 위절제술(gastric restrictive surgery; gastric banding)에도 불구하고 위는 지속적으로 기능을 잘하도록 관리한다.

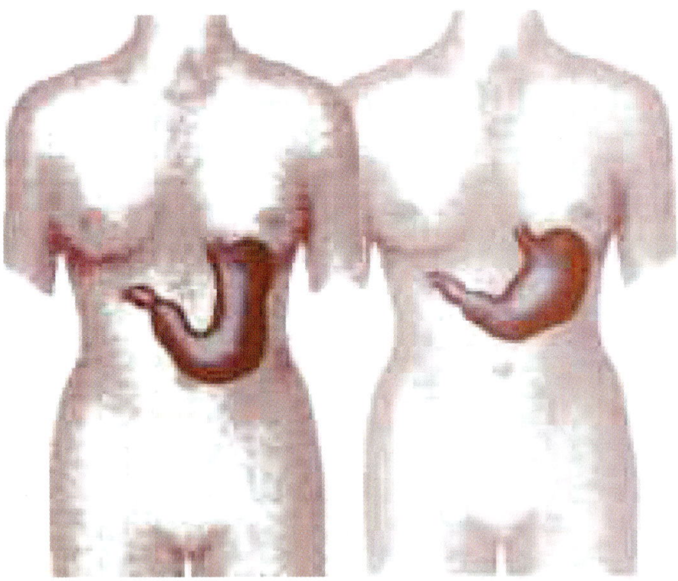

정상 상태 활동 상태

여기 정상 위의 4 개의 다른 상태의 예를 나타내 보이고 있다.

1 **정상 상태**
2 **소화 활동 상태**
3 **스트레칭된 상태**
4 **임신 상태**

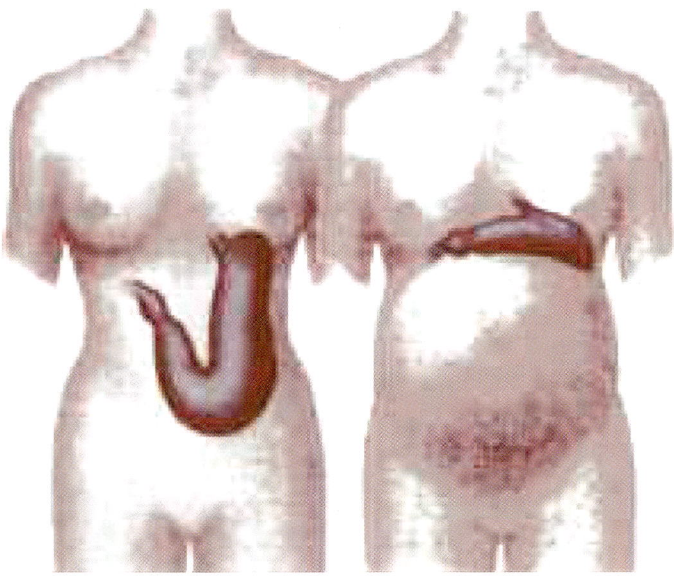

스트레칭된 상태 **임신 중인 상태**

* 왜 소화불량(dyspepsia, indigestion)이 임산부와 비만인에게 잘 발생하는지를 쉽게 잘 보여 주고 있다.

악관절 Temporomandibular joint

측면 view

연 입/닫은 입

머리에서 악관절만이 유일한 윤활관절(synovial joint)이고, 매우 불안정하며 비록씹는 움직임을 하지만 정상적으로 씹는 동작에서는 관절에 많은 압박이 가해지지 않는다.

밤에 이빨을 가는 것은 – 측두동맥(temporal artery)의 붓기가 이 관절에 영향을 미치게 되면서 심각한 두통의 원인이 된다.

1 **관골궁(zygomatic arch) – 볼골(cheek bone)**
2 **악관절(TMJ) – 입을 벌리거나 닫을 때 움직이고,
이주(tragus)의 전면에서 촉진이 가능하며 – 하악골의 관절융기와 관절을 이루고 있음.**
3 **외이(EAM = external auditory meatus)**
4 **유양돌기(mastoid process)**
5 **극돌기(spinous process)**
6 **하악골(mandible)**
a = 각(angle)
c = 하악골의 갈고리돌기(coronoid process)
r = 가지(ramus)

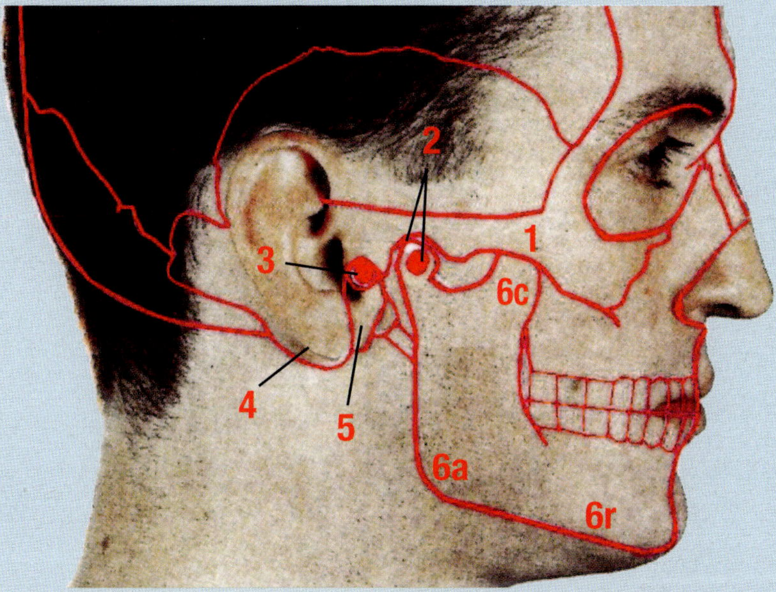
2
1
3
6c
4
5
6a
6r

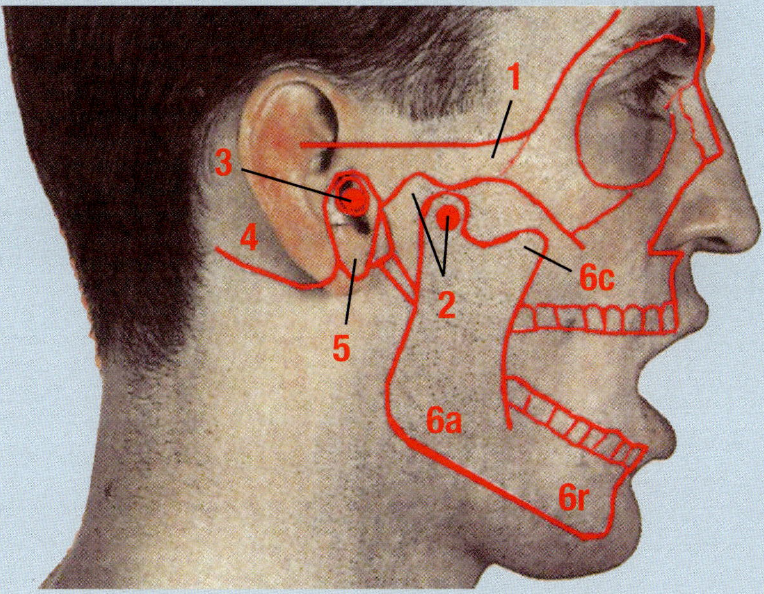
1
3
4
6c
2
5
6a
6r

고환 Testis

전면-측면

음낭(scrotum)-음경은 옆으로 비켜져 있음

고환(testes)은 음낭 색(scrotal sac) 안에 담겨 있다. 고환은 외부 서혜륜을 통해 복부/골반을 빠져 나가는 정삭(spermatic cord)과 함께 촉진될 수 있다.

왼쪽 고환은 오른쪽 것보다 조금 더 아래에 위치해 있고, 무의식 상태에서 먼저 하강함 – 형태 3 × 4 – 5 cm

고환거근(cremaster) (고환의 장간막에 종지)으로 인해 특히 사춘기 소년들에게 검사가 이루어질 수 있음 – 고환거근반사(cremasteric reflex)

1 **외부 서혜륜(external inguinal ring)**
2 **정삭(spermatic cord)**
3 **정관(vas deferens) = 정삭 안에 담겨있는 정관(ductus deferens)**
4 **부고환(epididymus) – 상극(superior pole)**
5 **고환(testis)**
6 **서혜인대(inguinal ligament)**

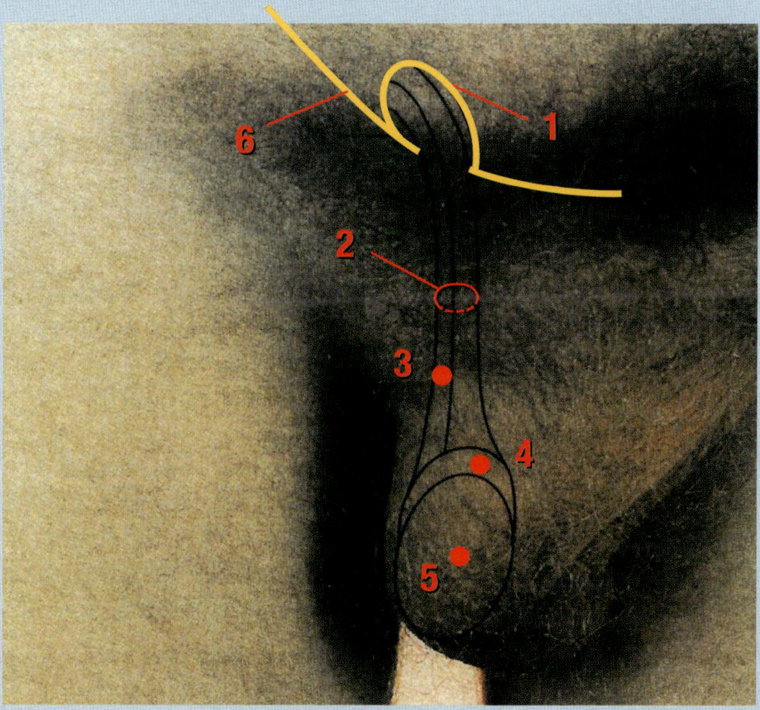
1
2
3
4
5
6

허벅지 Thigh
근육 Muscle

전방 view

1 전상장골극(ASIS)

2 외폐쇄근(obturator externus m.)

3 고관절(hip joint)

4 단내전근(adductor brevis m.)

5 대내전근(adductor magnus m.)

6 내전근열공(adductor hiatus)

7 슬개골(patella) = 건

8 경골(tibia)

9 모든 광근(vasti muscles)은 슬개골에 종지

i = 중간광근

ii = 외측광근

iii = 내측광근

10 장내전근(adductor longus m.)

내전근 심부에 위치해 있는 근육은 고관절을 회전시키는 작은 근육들이다.

11 치골근(pectineus m.)

12 봉공근(sartorius m.)

13 대퇴근막장근(tensor fascia lata m.)

14 박근(gracilis m.)

15 골반상협부(pelvic brim)

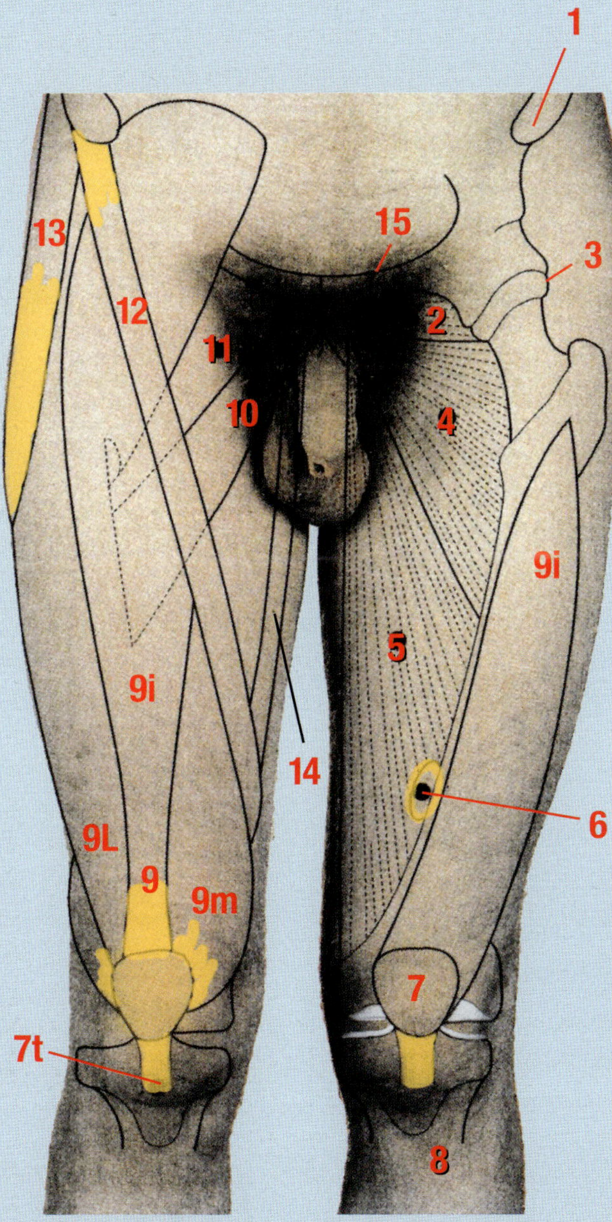
1
15
3
13
12
2
11
10
4
9i
5
9i
14
6
9L
9
9m
7
7t
8

엄지 Thumb - 해부학적 코담배갑 Anatomical snuff box

뼈 Bones

1 ph = 손가락(Phalanges) d = 원위지(distal) p = 근위지(proximal)
2 중수골(MC) – 1st 중수골
3 대능형골(trapezium)
4 주상골(scaphoid)
5 요골(radius) s = 경상돌기(styloid process) t = 후결절(dorsal tubercle)

건 Tendon

6 장무지신근(extensor pollicus longus)
7 장요측수근신근(extensor carpi radialis longus)
8 단요측수근신근(extensor carpi radialis brevis)
9 장무지외전근(abductor pollicus longus)
10 단무지신전근(extensor pollicus brevis)

혈관 및 신경 BVs and Ns

11 요골측피부정맥(cephalic vein)
12 요골신경(radial N)
13 요골동맥(radial artery)

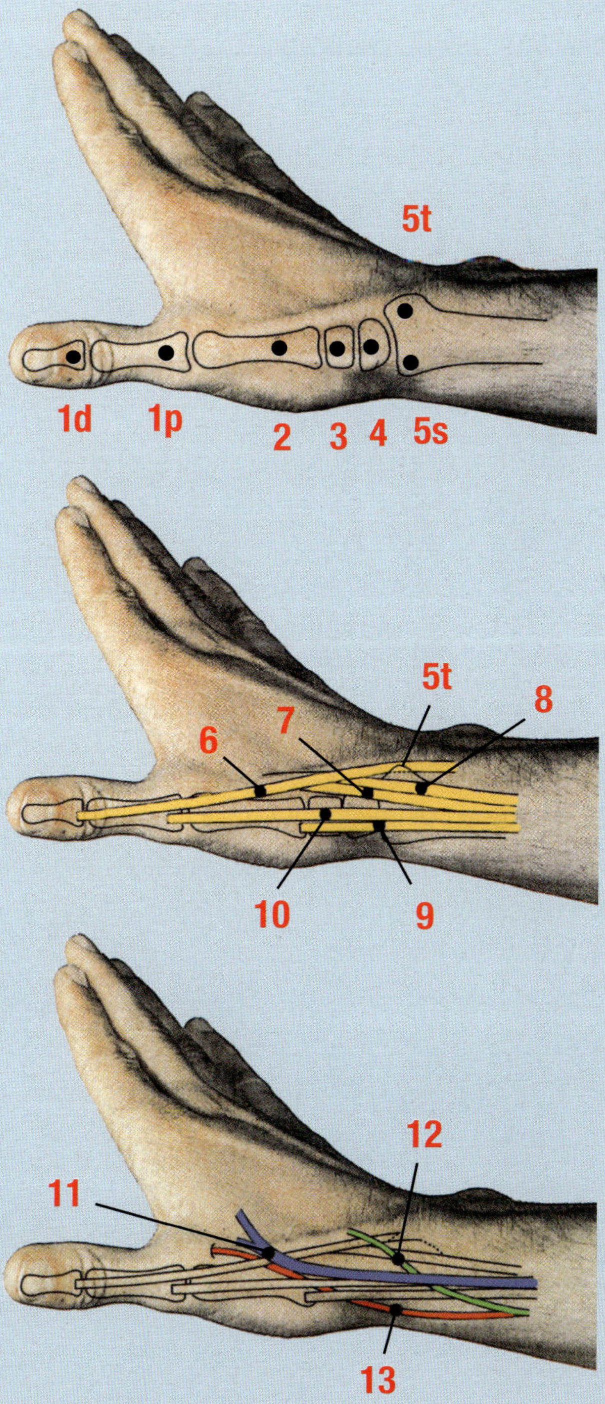
5t
1d
1p
2
3
4
5s
5t
8
7
6
10
9
12
11
13

흉선 Thymus

전면-

식도와 가슴 전방 부위와의 관계를 나타내 보이고 있음.

경계면 – 병골(manubrium) – 4th 늑연골, 바로 후방에 위치

심장 전방의 흉골 – 크기와 위치는 다양 – 어린이에게 더 큼

1 **식도(oesophagus)**

2 **흉선(thymus) – R & L**

3 **병흉골(manubriosternum)**

갑상샘 Thyroid

전면-

설골과 경추 연골과의 관계를 나타내 보이고 있음.

부갑상샘은 갑상샘 후방에 위치해 있으나 흉부(thorax) – 갑상샘 근처에서 발견된다.

4 **설골(hyoid bone) – 몸체와 대각(greater horn)**

5 **갑상샘 연골(thyroid cartilage) = Adam's apple**

5–6 **윤상갑상막(cricothyroid membrane)**

6 **윤상연골(cricoid cartilage)**

7 **1st 기관연결고리(tracheal ring)**

8 **갑상샘(thyroid gland)의 협부**

갑상샘의 5L 엽(R & L)이 자라나서 돌출되어 – 갑상선종(goitre)이 된다.

9 **흉쇄유돌근(SCM)의 내측 경계면**

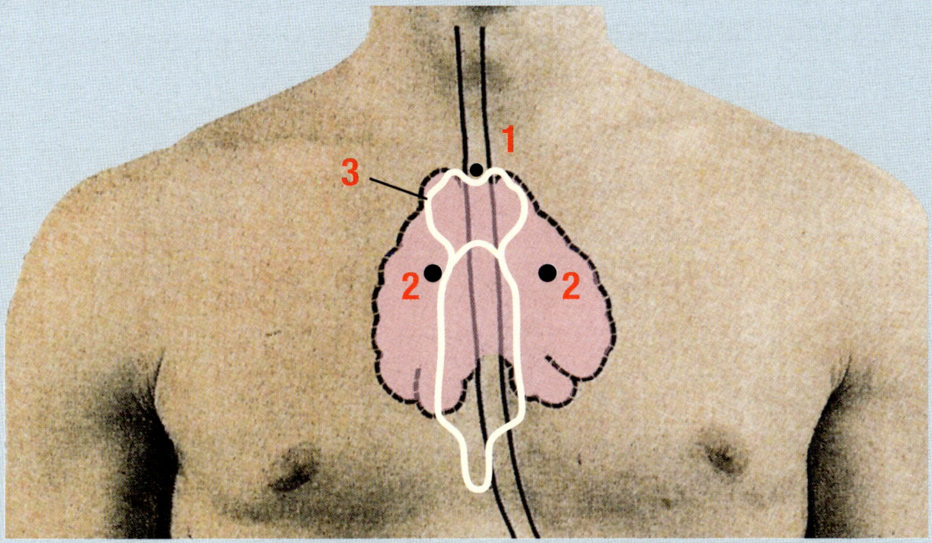
1
3
2
2

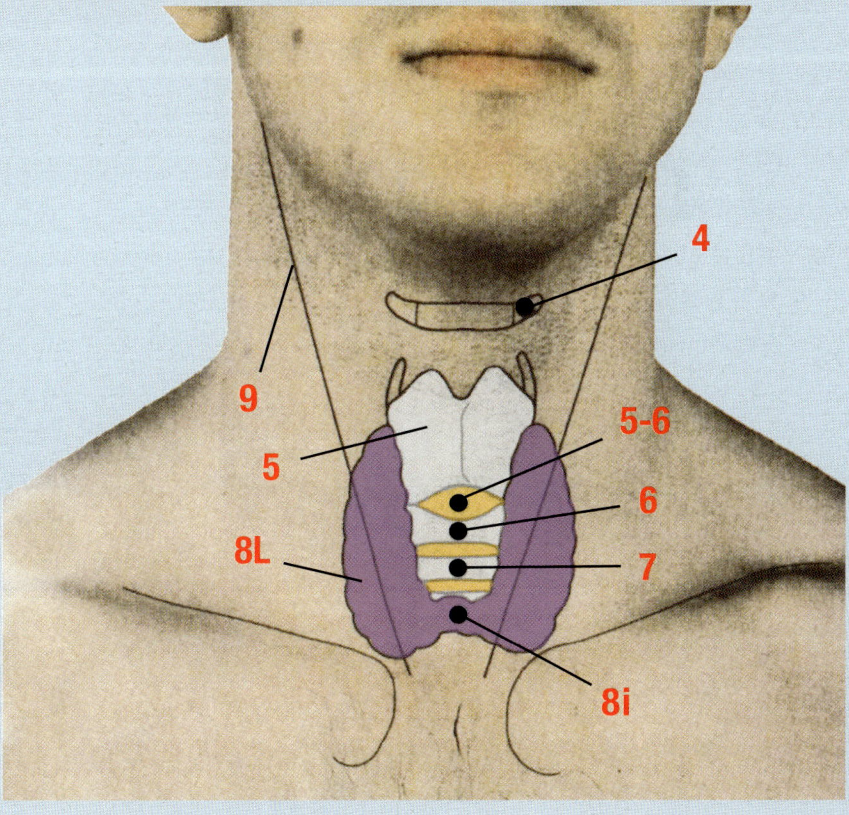
4
9
5-6
5
6
8L
7
8i

혀 Tongue

내민 혓바닥-벌린 입 전측면
전면

혀는 구개수(uvula)를 보기 위해 밀어 내놓고 있는 상태인데, CN XII = 설하신경(Hypoglossal N)의 병변이 있는 경우 혀를 똑바로 내밀 때 병변이 있는 측면으로 변위된다.

미주신경[Vagus N(CN X)]의 인두 브랜치(pharyngeal br.)에 병변이 있는 경우, 구개수가 균등하게 나타나지 않고 병변이 있는 측면으로 변위가 일어난다.

건강한 혀의 표면은 고르며 분홍색으로 나타난다 – 코팅된 경우는 특히 칸디다증(candidiasis)의 감염을 나타낼 수 있다. 또한 종양의 흔한 부위이므로 철저히 검사해야 한다.

1 **설정중구(median lingual sulcus)**
2 **꼭대기(apex)**
3 **설체(body of the tongue)**
4 **구개편도(palpatine tonsil)**
5 **설편도(lingual tonsil)**
6 **성관유두(circumvallate papillae) – 설분계 부위에(at the sulcus terminalis) – 혀 끝부분**
7 **구개수(uvula)**

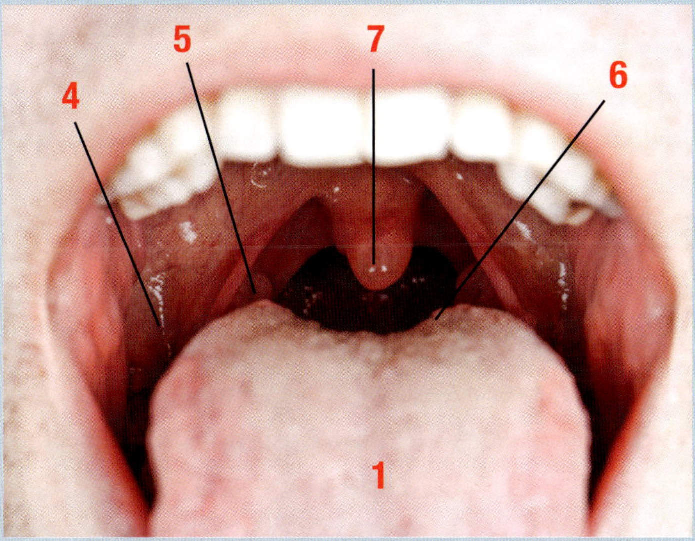
5
7
4
6
1

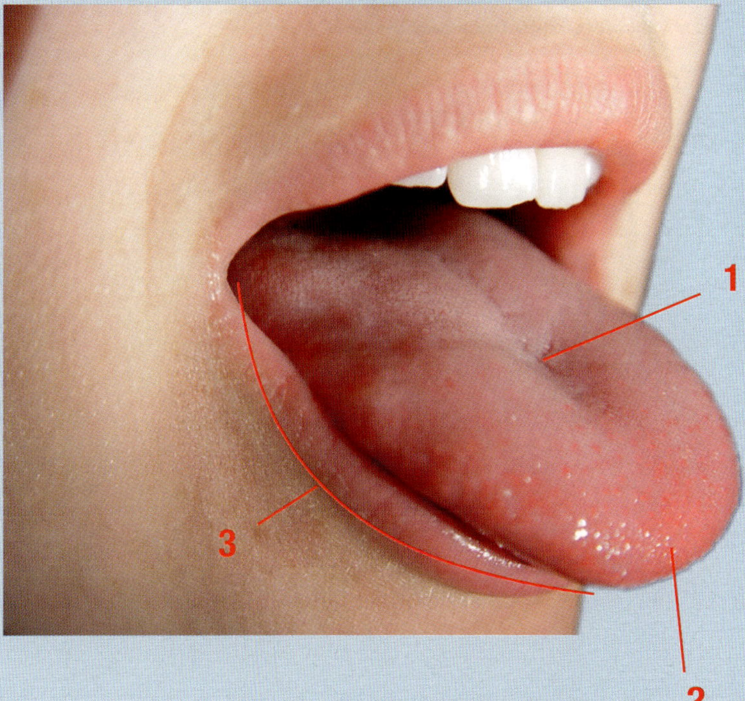
1
3
2

혀 Tongue

들어 올려진 혀(Elevated tongue)

혀는 사이즈도 크고 가동성이 큰 골격계 근육이며 설하신경(hypoglossal N)에 의해 지배를 받는다.

혀 근육을 양쪽 대칭으로 2개의 근육으로 나누는 설정중구(median lingual sulcus)를 통해 피어싱(piercings)을 볼 수 있다.

혓바닥의 분리 현상은 이동성을 향상시킬 수 있지만, 말하는 데에는 방해가 된다.

1. **코입술 주름(naso – labial fold)**
2. **설신경보다 더 내측에 있는 노동맥(radial artery) (radial art more medial than the...)**
3. **설신경(lingual N)**
4. **혀(tongue)**
   a = 꼭대기, b = 설체, r = 설근
5. **설정중구(median lingual sulcus)**
6. **소대(frenulum)**
7. **설하침샘(sublingual salivary gland) o = 구멍**

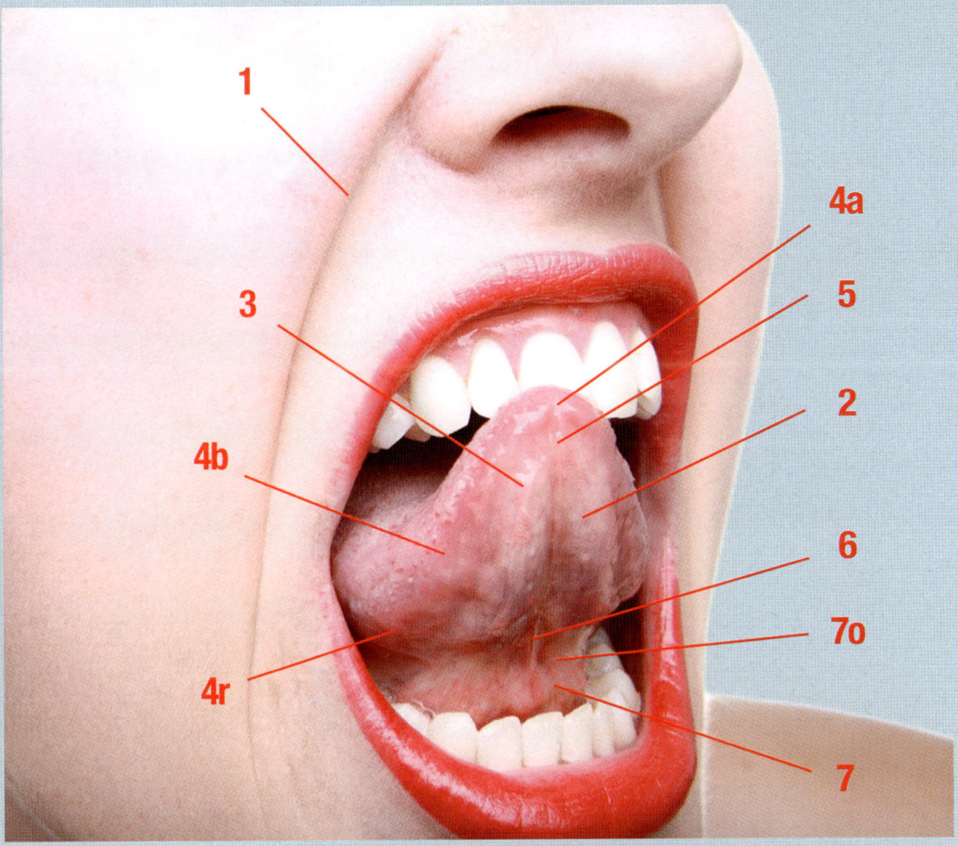
1
4a
3
5
2
4b
6
7o
4r
7

기관지 Trachea

측면 view

측면 view에서 남성의 윤상연골(cricoid cartilage)=Adam's apple이 여성의 것보다 더 돌출되어 있는 것을 알 수 있다.

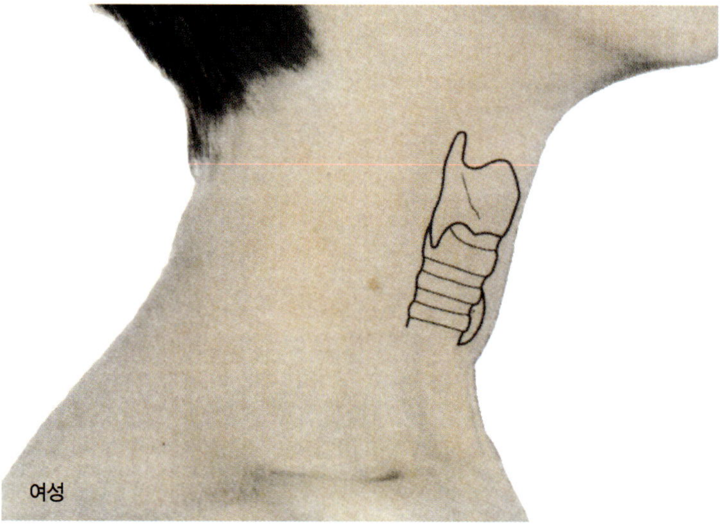

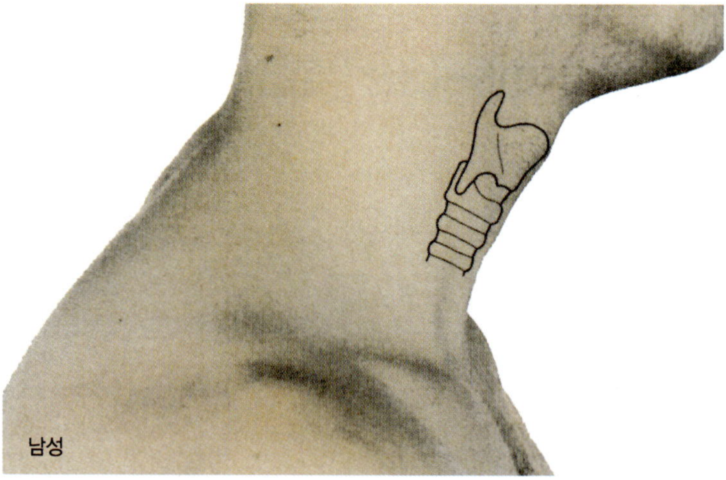

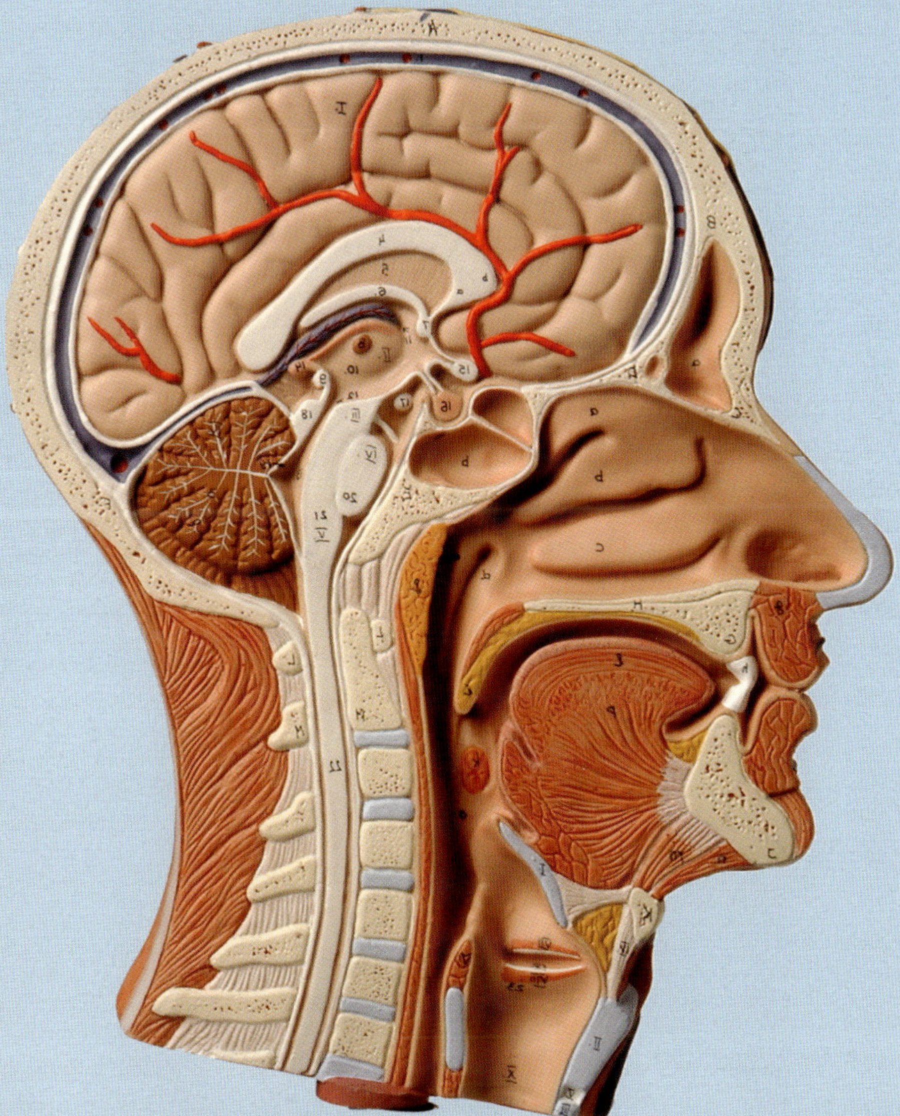

자궁 Uterus
난소 Ovaries
방광 Bladder

전방 view

여성의 내부 생식기와 방광과의 관련성

1 **난소(ovary)**

2 **나팔관(fallopian tube) = 난소관(fallopian tube = ovarian tube)**

3 **방광(bladder) – e = 비어있음/휴식 상태**
f = 가득 차있음 – 골반상협부(pelvic brim)에 잘 나타남
자궁*을 완전하게 덮어버림

4 **자궁(uterus)**

5 **요로(urethra)**

가득 차있는 방광은 골반상협부 위로 올라와 자궁을 덮고-다른 복부 장기들을 복부로 밀어 넣는데, 자궁의 내용물에 대해서는 방해 요소가 없는 view(초음파)로 알 수 있다.

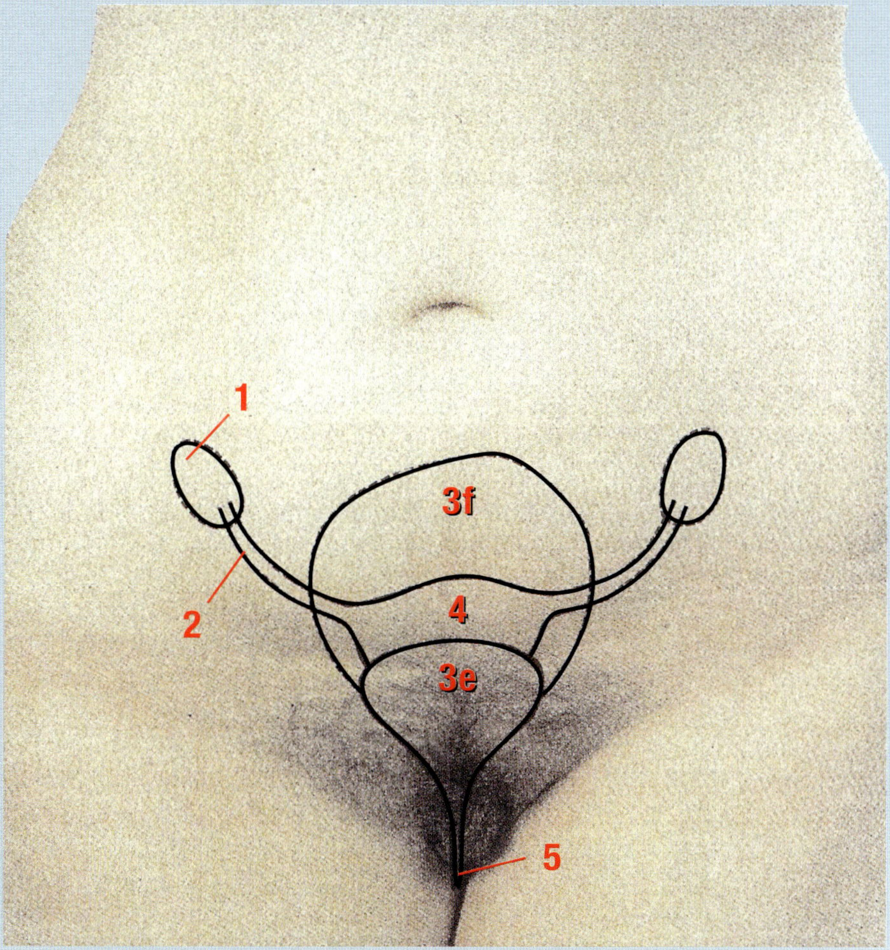
1
2
3f
4
3e
5

전완 Forearm / 손목 Wrist
건 Tendons

전면

큰동맥 및 중간동맥은 유사한 구조를 가지고 있다.

1 요골경상돌기(radial styloid)
2 요측수근굴근(flexor carpi radialis)
3 장수장근(palmaris longus)
4 척측수근굴근(flexor carpi ulnarlis)
5 단수장근(palmaris brevis)

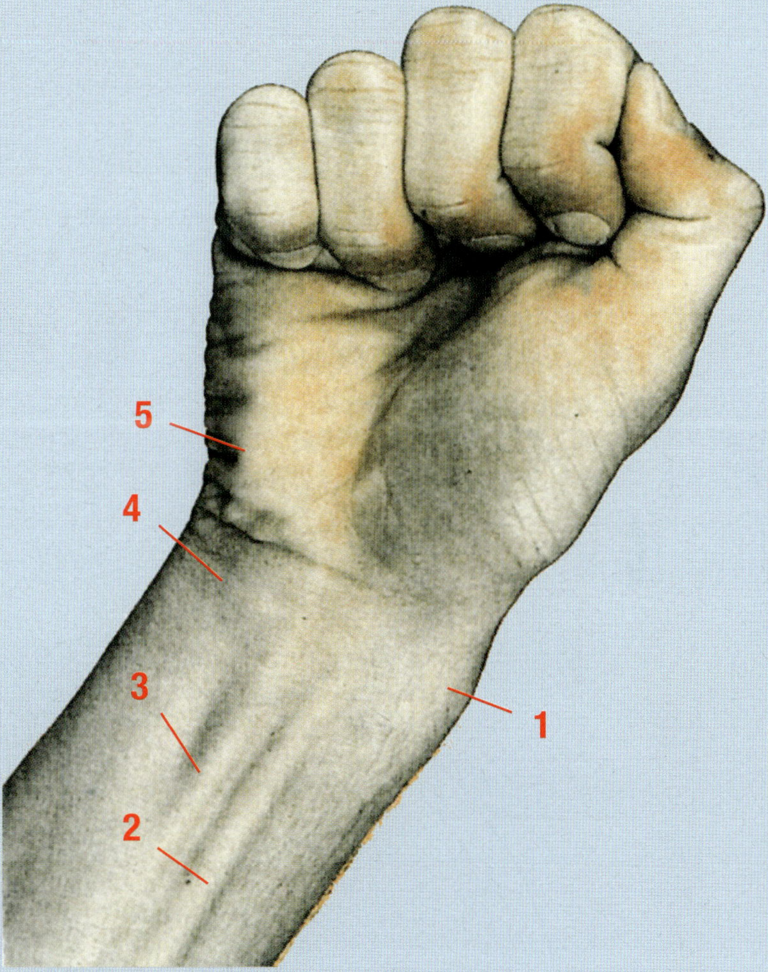
5
4
3
2
1